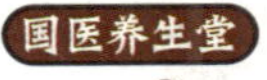

一用就灵

高血压、高血脂、高血糖对症食疗与按摩

孙呈祥◎编著

山西出版传媒集团
山西科学技术出版社

一用就灵

高血压、高血脂、高血糖对症食疗与按摩

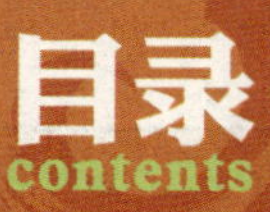

目录
contents

Part 01

高血压食疗与按摩

正确认识高血压

科学饮食降低血压

专家推荐对症食疗方

降血压特效穴位按摩

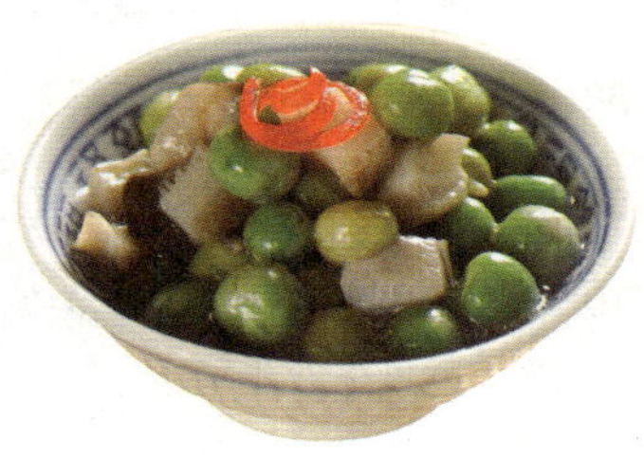

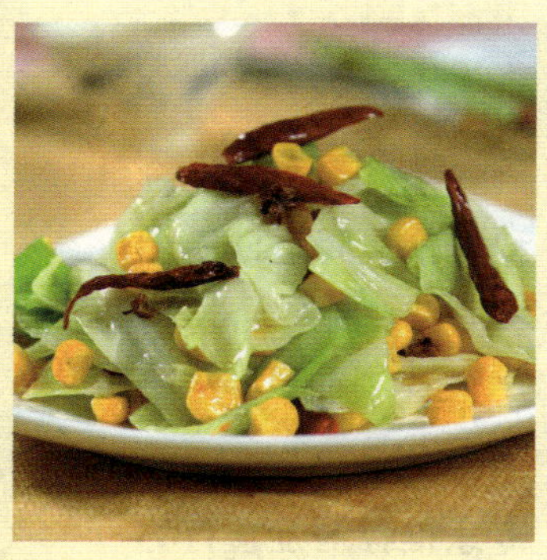

降血脂特效穴位按摩

Part 03

高血糖食疗与按摩

正确认识高血糖

科学饮食降低血糖

专家推荐对症食疗方

降血糖特效穴位按摩

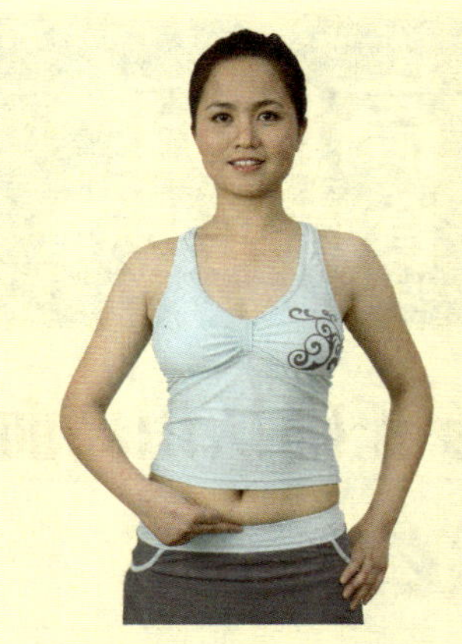

特别提示：在使用书中介绍的方法之前，必须到医院进行诊断，并在医生指导下使用。

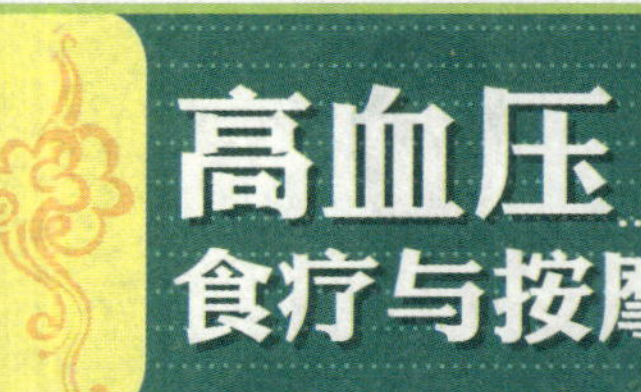

高血压食疗与按摩

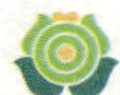

正确认识高血压

什么是高血压

高血压是指在静息状态下，动脉收缩压和（或）舒张压增高（≥140/90 毫米汞柱），并伴有脂肪和糖代谢紊乱及心、脑、肾和视网膜等器官功能性或器质性改变，以器官重塑为特征的全身性疾病。

根据国际上通用的血压分类标准，正常成人收缩压应≤140 毫米汞柱（18.6 千帕），舒张压应≤90 毫米汞柱（12 千帕）。如果成人收缩压≥160 毫米汞柱（21.3 千帕），舒张压≥95 毫米汞柱（12.6 千帕）则可判定为高血压。

高血压的发病原因

◆年龄因素：年龄与高血压有着密切的关系，一般年龄越大，高血压的发病概率就越高。

◆性格因素：由于激动会加快心跳，导致血管收缩，血压升高，因此性格急躁、易怒者易发生高血压。

◆遗传因素：大多数高血压患者都有家族史，这种遗传性不仅是血压升高的发生率，而且还包括血压的高度、并发症的发生。

◆精神因素：长期处于精神紧张状态中，如从事高紧张度的工作、长期生活在噪声环境中，都会造成高血压。

◆饮食因素：摄取食盐过多，钾、钙、优质蛋白质过少，也是导致血压升高的重要因素之一。

◆肥胖因素：肥胖者体内比正常人体内的血容量多，心脏排血量也较高，从而导致血压升高。

◆吸烟因素：烟草中所含的尼古丁易使血管发生痉挛，形成小动脉硬化，从而导致血压升高。

◆饮酒因素：酒精进入体内，开始时可使小动脉扩张，随继就会收缩，从而增加心脏的排血阻力，导致动脉血压增高。

如何判定高血压

一两次的血压升高并不代表患有高血压病，可能仅是因为某些因素，导致的一过性血压升高，而所谓的高血压则是指在休息情况下且未服用降压药时，在不同时间段两次以上测得的数值都是收缩压大于140毫米汞柱（18.7千帕），或舒张压大于90毫米汞柱（12千帕），且身体出现不适或血管病变等情况。世界卫生组织根据血压数值的不同，制定出了不同的等级，并根据高血压等级分类采取不同的应对措施。**具体分类见下表：**

血压分类		收缩压	舒张压
正常血压		<120毫米汞柱	<80毫米汞柱
高血压前期		120～139毫米汞柱	80～85毫米汞柱
高血压	第一级（尚无器质性病变）	140～159毫米汞柱	90～99毫米汞柱
	第二级（出现左心室肥厚、心脑肾损害等器质性病变，但功能仍处代偿状态）	>160毫米汞柱	>100毫米汞柱
	第三级（出现脑出血、心力衰竭、肾功能衰竭等病变，并出现失代偿期）	>180毫米汞柱	>110毫米汞柱

血压升高与高血压病的关系

很多人常把血压升高和高血压病混同起来，只要发现血压升高就认为自己患了高血压病，其实血压升高不能算是一种独立的疾病，而仅仅是一种症状，许多疾病也可导致血压升高，如急慢性肾炎、肾盂肾炎、甲状腺功能亢进、库欣综合征、嗜铬细胞瘤、原发性醛固酮增多症等。由于此种血压升高多发生于疾病之后，因此又叫继发性高血压或症状性高血压。与单纯的血压升高不同，高血压病却是一种独立的疾病。

高血压的危险症状

◆头痛：头痛部位多发生在后脑部位，并时常伴有恶心呕吐感。若经常感到头痛，且较剧烈时，同时又恶心作呕，可能是高血压恶化的信号。

◆眩晕：容易在突然蹲下或起立时发作，多发生在女性身上。

◆耳鸣：长时间双耳耳鸣。

◆心悸气短：高血压导致的心脏扩大、心肌肥厚、心功能不全、心肌梗死等都会有此症状的出现。

◆失眠：与自主神经功能失调、大脑皮质功能紊乱有关。多表现为入睡困难、睡眠不踏实、易做噩梦、易惊醒、早醒。

◆肢体麻木：手指不灵活，手指、脚趾有麻木感，皮肤如蚁行感，甚至半身不遂。

◆鼻出血、眼结膜出血：这是由于眼结膜血管为眼动脉的分支，在血管压力太大的情况下，易出现细小血管破裂出血。

除此之外，还会出现颈部发硬、记忆力减退、下肢及面部水肿，还会忽然发生偏瘫、失语、昏迷和肾功能衰竭等较为严重的病变。

特别要注意警惕发生高血压危象，其表现为忽然发生剧烈的头痛、呕吐、视物模糊、烦躁不安或舌头失灵、语言不清、半身感觉麻木或一侧肢体活动出现障碍，甚至心悸气短、胸闷不能平卧。

科学饮食降低血压

治疗高血压需要从生活习惯、饮食方式、精神因素、药物等多方面进行综合治疗。其中，饮食因素是高血压朋友最容易忽略又最有效的一个治疗环节，通过吃饭可以让高血压“低头”。

高血压患者应提倡的饮食策略

◆定时定量，少食多餐。吃饭不宜过饱，饭后应适当活动。吃饭七成饱可以减轻胃肠的负担，使体重保持在理想范围内。

◆适当摄入低脂肪、优质蛋白质食物。每日脂肪的摄入量不超过50克，以减少动脉硬化的发生。可多食大豆、脱脂牛奶、酸奶、海鱼等。

◆提倡吃谷类、薯类食物，如淀粉、面粉、米、红薯等，特别是玉米面、燕麦、荞麦、小米等含膳食纤维较多的食物，都可促进肠胃蠕动，有利于胆固醇的排出。

◆多吃绿色蔬菜和新鲜水果。它们富含维生素C、胡萝卜素及膳食纤维等，有利于改善心肌功能和血液循环，还可促进胆固醇的排出，防止高血压的发展。

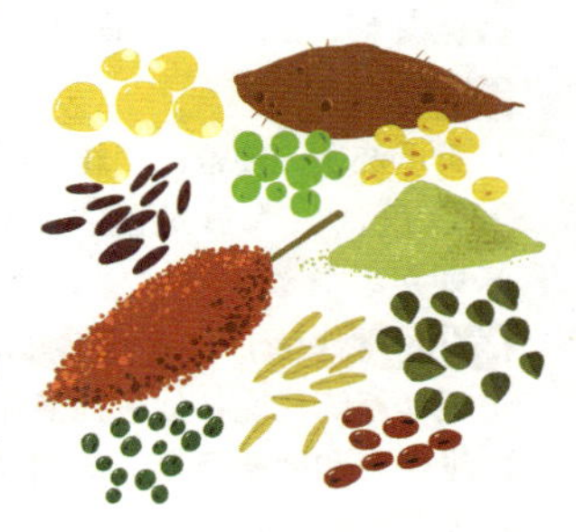

◆多选用含钙高的食物，如奶制品、豆制品、海产品、绿色蔬菜等，它们对于血管有保护作用，并有一定的降压功效。

高血压患者应摒弃的饮食习惯

◆大量食高胆固醇食物，如动物内脏、肥肉、鱼子、蛋黄、乌贼等，如果长期进食，可能会导致高脂血症，使动脉内脂肪沉积，加重高血压。

◆饮食兴奋神经系统的食物，如酒、浓茶、咖啡及浓肉汤等，这些食物可能会加重内脏的负担，对防治高血压不利。

◆饮食过咸，口味重。如果人体摄入盐的量过多，就会造成体内水钠潴留，从而导致血管管腔变细，血管阻力增加，使血压上升。一般要求高血压患者将口味变淡，每日限制食盐在3～5克，还要注意减少高钠食品（如咸肉、罐头、火腿）、加碱发酵食品等的摄入。

◆每天食用动物油。因为动物油含有较高的饱和脂肪酸和胆固醇，会使人体器官加速衰老并促使血管硬化，进而可引起冠心病、脑中风等。应食植物油，如豆油、花生油、菜籽油、玉米油等。

专家推荐对症食疗方

▶老虎菜

材料 黄瓜150克，尖椒100克，葱丝适量。

调料 醋、盐、鸡精、香油各适量。

做法

1. 黄瓜洗净，去蒂，切丝；尖椒洗净，去蒂、子，切丝。
2. 取盘，放入黄瓜丝、尖椒丝和葱丝，用盐、醋、鸡精和香油调味即可。

降压功效 黄瓜富含纤维素，能够促进排泄肠内毒素，黄瓜酶能有效促进机体新陈代谢，促进血液循环，降低胆固醇、血压；青椒含有抗氧化的维生素和微量元素，能增强人的体力，缓解压力造成的疲劳。两者加起来可改善高血压所致的疲劳倦怠、便秘、动脉硬化、冠心病等病症。

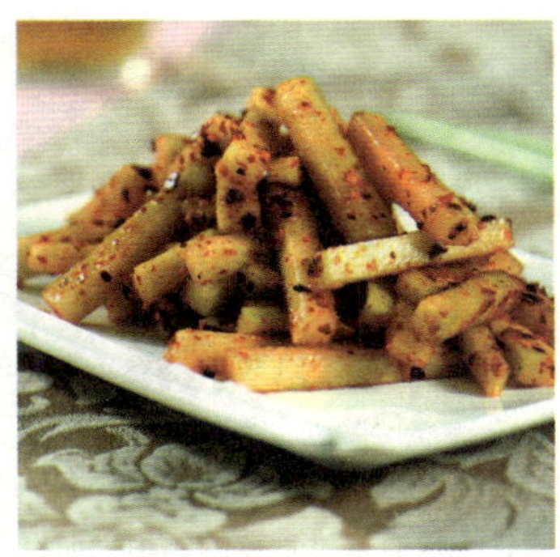

凉拌西瓜皮

材料 西瓜皮250克，蒜末适量。

调料 盐、鸡精、辣椒面、香油各适量。

做法

1. 削去西瓜皮的外皮，片去红瓤，洗净，切条。
2. 取小碗，放入盐、鸡精、辣椒面、蒜末和香油搅拌均匀，对成调味汁。取盘，放入切好的西瓜皮，淋入调味汁拌匀即可。

降压功效 西瓜皮可清暑解热，利尿消肿，有助于降低血压；大蒜中含有能溶解体内瘀血的活性成分，同时还能降低体内血清中的胆固醇、甘油三酯等。食用蒜泥凉拌的西瓜皮对高血压风痰上逆型患者及高血压引发的各种病症有良好的改善功效。

双仁拌茼蒿

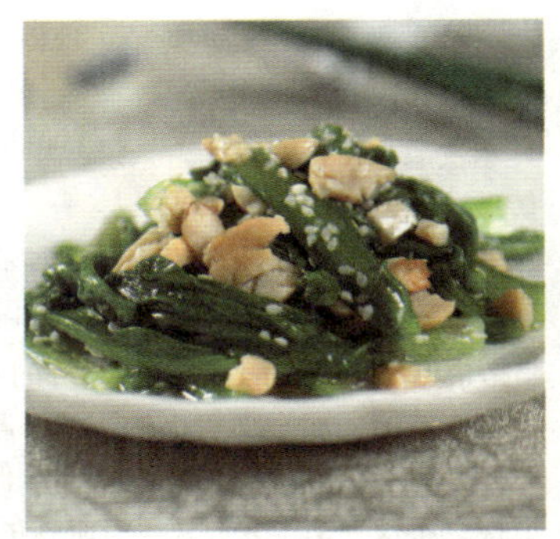

材料 茼蒿250克，白芝麻、花生仁各25克。

调料 盐、鸡精、香油各适量。

做法

1. 茼蒿择洗干净，焯烫后捞出，凉凉，沥水，切段；白芝麻和花生仁洗净。
2. 炒锅烧热，分别放入白芝麻和花生仁炒熟，取出，凉凉，花生仁去皮碾碎；取盘，放入茼蒿，用盐、鸡精和香油拌匀，撒上白芝麻和花生碎即可。

降压功效 花生、茼蒿中都含有丰富的蛋白质、维生素 C 等成分，有健脾消肿、降低血压和胆固醇的功效；芝麻中的亚油酸可调节胆固醇。双仁拌茼蒿有助于防治动脉硬化和高血压。

▶皮蛋拌芥菜

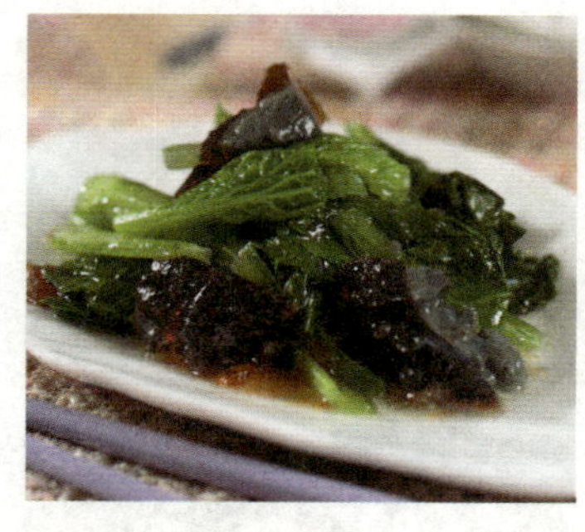

材料 皮蛋3个，芥菜200克。

调料 盐、味精、香油各适量。

做法

1. 皮蛋去壳，切小块；芥菜洗净，焯水，捞出沥干，切小段。
2. 将皮蛋块和芥菜段拌匀，调入盐、味精，滴上香油即可。

降压功效 皮蛋里有丰富的铁和维生素，不仅有增进食欲的作用，而且还是降压良药；芥菜除了含维生素之外还有提神醒脑、解毒消肿和降低血压的作用。皮蛋拌芥菜是一道清爽利于降压的菜肴。

▶木耳拌黄瓜

材料 水发黑木耳、黄瓜各100克。

调料 醋、白糖、盐、鸡精、辣椒油各适量。

做法

1. 水发黑木耳择洗干净，入沸水中焯透，捞出，沥干水分，凉凉，切丝；黄瓜洗净，切丝。
2. 取小碗，放入醋、白糖、盐、鸡精和辣椒油搅拌均匀，对成调味汁。取盘，放入黄瓜丝和木耳丝，淋入调味汁拌匀即可。

降压功效 有食品阿司匹林之称的木耳具有显著的降压作用，并能阻止血液中的胆固醇在血管上的沉积和凝结，黄瓜含有丰富的维生素群能清排毒素，有效促进机体新陈代谢，促进血液循环，降低血压。木耳与黄瓜拌之不仅平衡了营养还具有降压的功效。

▶番茄丝瓜

材料 丝瓜250克，番茄100克。

调料 盐、味精、香葱末、植物油各适量。

做法

1. 丝瓜去皮、蒂，洗净，切滚刀块；番茄洗净，去蒂，切块。
2. 锅内倒植物油烧至七成热，放入丝瓜块和番茄块炒熟，加香葱末、盐和味精调味即可。

降压功效 番茄所含的丰富的番茄红素和维生素 C，有降低血压的功效；丝瓜含维生素 C 较高，有清热祛风和降低血压的作用。

菠菜拌牡蛎

材料 菠菜250克，牡蛎肉50克。

调料 盐、鸡精、香油各适量。

做法

1. 菠菜择洗干净，入沸水中焯 30 秒，捞出，凉凉，沥干水分，切段；牡蛎肉洗净泥沙，入沸水中煮熟，捞出，凉凉，沥干水分。
2. 取盘，放入牡蛎肉和菠菜段，用盐、鸡精和香油调味即可。

降压功效 牡蛎肉富含多种维生素、牛磺酸和微量元素，常食能降血压，提高身体免疫力；菠菜能滋阴润燥、降低血压、清热泻火。菠菜拌牡蛎兼顾了营养平衡和防治高血压的功效。

圣女果炒苦瓜

材料 圣女果200克，苦瓜100克，葱花适量。

调料 花椒粉、盐、鸡精、水淀粉、植物油各适量。

做法

1. 圣女果洗净，一切两半；苦瓜洗净，去蒂，剖开，去瓤，切片，焯水。
2. 锅内倒植物油烧至七成热，加葱花和花椒粉炒香。
3. 放入圣女果炒至八分熟，加苦瓜片翻炒均匀，用盐和鸡精调味，水淀粉勾芡即可。

降压功效 圣女果中含有谷胱甘肽和番茄红素等特殊物质，有利于降低血压；苦瓜的维生素 C 含量丰富，还可以增加血管的通透性，保护心血管，有助降血压。

▶油菜炒虾皮

材料 油菜250克，虾皮10克，葱花适量。

调料 花椒粉、鸡精、植物油各适量。

做法

1. 油菜择洗干净，切段；虾皮去杂质，洗净。
2. 锅内倒植物油烧至七成热，放入葱花和花椒粉炒香，倒入油菜和虾皮翻炒 3 分钟，用鸡精调味即可。

降压功效 油菜鲜嫩爽口，具有宽肠通便和降压之功；虾皮含钙量高，热量低，对高血压有一定的改善作用。油菜炒虾皮是高血压患者的良方妙菜。

▶豌豆饭

材料 大米100克，豌豆粒50克。

做法

1. 大米淘洗干净；豌豆粒洗净。
2. 将大米和豌豆粒一同倒入电饭锅内，加适量清水蒸熟即可。

降压功效 豌豆含有丰富的维生素 A 和铁，有利于降低血压，与米饭同食可提升主食的营养价值。

▶燕麦饭

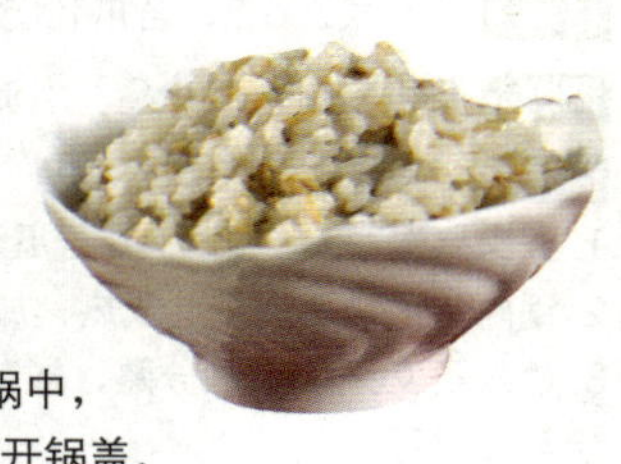

材料 大米50克，燕麦片25克。

做法

1. 大米淘洗干净，用清水浸泡 30 分钟。
2. 大米连同浸泡大米的水一同放入电饭锅中，再加适量清水，接通电源，待冒汽后，打开锅盖，放入燕麦片同煮成饭即可。

降压功效 燕麦可以降低血液中胆固醇与甘油三酯的含量，有明显的降压功效，是营养价值极高的保健品。

▶苹果什锦饭

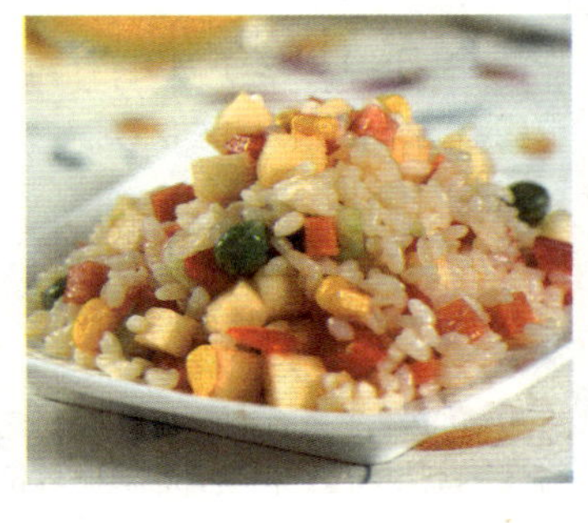

材料 米饭1碗，苹果、番茄各1个，火腿、芹菜、豌豆、玉米粒各50克。

调料 植物油、盐、味精各适量。

做法

1. 苹果洗净，去皮、核，切丁，用盐水浸泡，捞出，沥干；番茄洗净，切小丁；火腿切小块；芹菜去叶，洗净，切小丁；豌豆、玉米粒分别洗净，沥干。
2. 锅内倒植物油烧热，将芹菜丁炒香，加苹果丁、番茄丁、火腿、豌豆、玉米粒及盐、味精翻炒，放入米饭，大火迅速炒匀即可。

降压功效 苹果所含的微量元素钾能扩张血管，有利高血压患者，配上番茄、火腿、豌豆、芹菜和玉米粒烹制的米饭营养全面丰富，具有降压和保健的双重疗效。

▶紫菜包饭

材料 米饭100克，干紫菜30克，黄瓜、胡萝卜各50克，鸡蛋1个。

调料 盐、白芝麻、植物油各适量。

做法

1. 米饭中加盐、白芝麻和植物油搅拌均匀；鸡蛋磕入碗内，打散，加盐搅拌均匀；黄瓜洗净，去蒂，切条；胡萝卜洗净，去皮，切条。
2. 锅内倒油烧至五成热，淋入蛋液煎成蛋皮，盛出，切长条。
3. 取一张紫菜放在竹帘上铺好，放上米饭，铺平，放上蛋皮条、黄瓜条、胡萝卜条，将竹帘卷起来，一定要卷紧，再用刀把卷成条形的紫菜包饭切成 1.5 厘米长的段即可。

降压功效 紫菜含有大量的镁离子，镁离子是血管忠实的维修工，它可以维护血管管壁，排出威胁血管的破坏因子，进而达到降压的作用，加上鸡蛋、黄瓜、胡萝卜和米饭包制，不仅美味可口，而且营养均衡、全面，有保健降压的功效。

▶玉米山药粥

材料 玉米100克，山药25克。

做法

1. 玉米淘洗干净；山药洗净，去皮，切块。
2. 锅置火上，放入玉米和山药块，加清水大火煮沸，转小火熬煮成玉米熟透、山药软烂的稠粥即可。

降压功效 玉米有调中开胃及降低血压的功效，山药则益气养阴，补脾肺肾，降脂降压。两者都极具营养价值，是高血压患者的最佳主食之一。

▶玉米燕麦粥

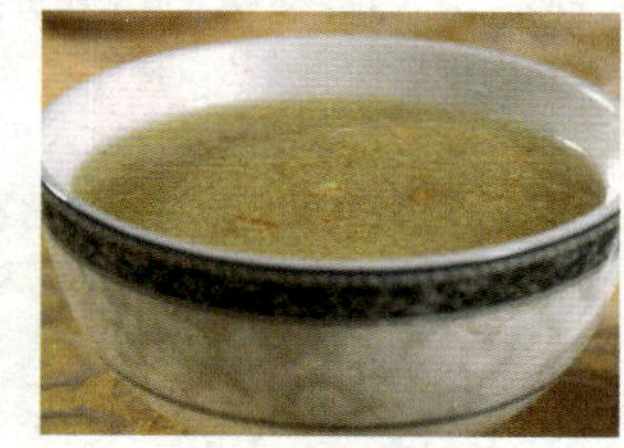

材料 燕麦片、玉米各75克。

做法

1. 玉米挑去杂质。
2. 锅置火上，倒入玉米、燕麦片和适量清水，大火煮沸，转小火煮成稠粥即可。

降压功效 玉米有调中开胃及降低血压的功效，与燕麦的全价营养结合，十分适宜高血压病人食用。

▶黄瓜银耳汤

材料 黄瓜250克，干银耳5克。

调料 花椒粉、盐、鸡精、香油各适量。

做法

1. 黄瓜洗净，去蒂，切片；干银耳用温水泡发，择洗干净，去蒂，撕成小朵。
2. 锅置火上，加适量清水中火煮沸，放入银耳、花椒粉煮15分钟，加入黄瓜片，用盐、鸡精和香油调味即可。

降压功效 黄瓜含有丰富的维生素群能清排毒素，有效促进机体新陈代谢，促进血液循环，降低血压；银耳能提高肝脏解毒能力，所含的膳食纤维可助胃肠蠕动，从而起到降压的功效。黄瓜银耳汤是一道清凉的保健降压菜肴。

▶绿豆芹菜汤

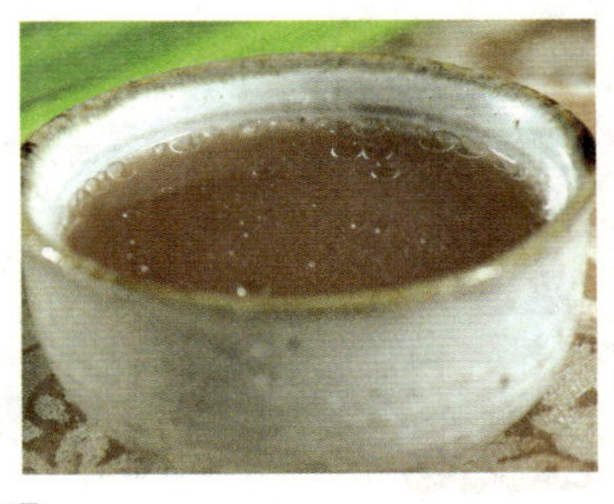

材料 绿豆、芹菜各50克。

调料 盐、鸡精、水淀粉、香油各适量。

做法

1. 绿豆挑去杂质，洗净，用清水浸泡 6 小时；芹菜择洗干净，切段。
2. 将绿豆和芹菜段放入搅拌机中搅成泥。
3. 锅置火上，加适量清水煮沸，倒入绿豆芹菜泥搅匀，煮沸后用盐和鸡精调味，用水淀粉勾芡，淋入香油即可。

降压功效 绿豆可清热解毒，有辅助降压的作用；芹菜也是降压的功臣。绿豆和芹菜烹煮，对高血压所致的浮肿食疗效果显著，并能起到养心安神的效果，可防止因情绪激动而导致血压升高。

▶荠菜豆腐羹

材料 荠菜200克，南豆腐100克，鲜香菇25克，葱花适量。

调料 花椒粉、盐、鸡精、水淀粉、植物油各适量。

做法

1. 荠菜择洗干净，切末；南豆腐洗净，切丁；鲜香菇去蒂，洗净，切末。

2 锅内倒植物油烧至七成热，加葱花和花椒粉炒香，加豆腐丁和香菇末翻炒均匀。

3. 加适量清水大火煮沸，转小火煮 5 分钟，放入荠菜末煮 2 分钟，用盐和鸡精调味，用水淀粉勾薄芡即可。

降压功效 荠菜不仅明目、清热，对降压也有效；豆腐中所含的植物蛋白易于人体吸收，有利降压；香菇能起到降低胆固醇、降血压的作用。荠菜豆腐羹适合高血压患者保健养生之用。

香菇木耳汤

材料 鲜香菇100克，干黑木耳20克。

调料 盐、香油各适量。

做法

1. 鲜香菇洗净，去蒂，切片；黑木耳泡发洗净，去蒂，撕成小朵。
2. 将香菇、木耳放入砂锅里，加适量清水熬至熟，加盐和香油调味即可。

降压功效 黑木耳具有显著的降压功效，并能阻止血液中的胆固醇在血管上的沉积和凝结；香菇能起到降血压的作用。高血压患者可常食。

火腿洋葱汤

材料 洋葱250克，熟火腿50克。

调料 花椒粉、盐、鸡精、香菜末、植物油各适量。

做法

1. 洋葱去皮，洗净，切丝；熟火腿切丝。
2. 锅内倒植物油烧至七成热，放入洋葱丝和花椒粉翻炒均匀，加适量清水大火煮沸。转小火煮 3 分钟，倒入熟火腿丝煮 2 分钟，用盐和鸡精调味，最后撒上香菜末即可。

降压功效 洋葱除了有极好的抗癌作用，还有降压的功效，配上火腿调味，从而在降压保健的同时增添了汤的鲜味。

苹果银耳瘦肉汤

材料 苹果块100克，猪瘦肉50克，胡萝卜块25克，水发银耳10克。

调料 盐、香油、葱花、姜片各适量。

做法

1. 猪瘦肉洗净，切块；银耳择洗干净，去蒂，撕成小朵。
2. 锅置火上，放入猪瘦肉块、胡萝卜块、银耳、葱花和姜片，加适量沸水大火煮沸，转小火煮至肉块熟透，倒入苹果块煮 2 分钟，用盐调味，最后淋入香油即可。

降压功效 苹果所含的钾元素能扩张血管，高血压患者食用有利于降压；银耳具有提高肝脏解毒、降低血压的功效；再搭配上蛋白质丰富的瘦肉，使此粥不仅能降低血压、血脂，而且还提高了此粥的营养价值。

竹荪黄瓜汤

材料 黄瓜100克，竹荪150克，小白菜20克，姜片适量。

调料 盐、味精、高汤各适量。

做法

1. 将竹荪用清水浸泡 4 小时，洗净，切段；黄瓜洗净，切成片；小白菜择去黄叶洗净，切段。
2. 锅置火上，倒入高汤，大火煮沸，放入竹荪段、姜片，小火煮约半小时，放入黄瓜片、小白菜段继续煮 3 分钟。
3. 加盐、味精调味即可。

降压功效 竹荪对治疗高血压具有显著效果；黄瓜有丰富的维生素群，能清排毒素，有效促进机体新陈代谢，促进血液循环，降低血压。二者搭配煮汤，对高血压、高血脂患者有显著的食疗效果。

毛豆丝瓜汤

材料 毛豆、丝瓜各300克，香菜、姜片各适量。

调料 盐、料酒、香油、味精、清汤各适量。

做法

1. 毛豆去外壳洗净，入沸水锅中稍焯去豆腥味，捞出沥水；丝瓜去皮，洗净，切块；香菜洗净切段。
2. 汤锅置火上，加适量清汤，大火煮沸后加入毛豆、姜片、料酒，改小火煮 10 分钟，加入丝瓜块煮至熟软。
3. 加盐、味精调味，淋入香油，撒上香菜段即可。

降压功效 毛豆中含有能清除血管壁上脂肪的化合物，从而保护血管免受自由基攻击，并起到降低血压、血脂的作用；丝瓜含维生素 C 较高，有清热降压的作用。

▶山药玉米浓汤

材料 山药250克，玉米粒200克。

调料 白糖、盐、味精、清汤各适量。

做法

1. 玉米粒洗净沥水，入热锅中干炒熟，入搅拌机中研碎；山药洗净去皮，切成丁。
2. 锅置火上，倒入清汤大火煮沸，放入山药丁、玉米碎，待水再次煮沸改小火煮至山药熟，加盐、味精、白糖调味即可。

降压功效 玉米有调中开胃及降低血压的功效；山药则能益气养阴，补脾肺肾，降脂降压。

▶香菇菜心

材料 水发香菇50克，油菜心100克，葱末、姜末各适量。

调料 植物油、盐、味精、鸡汤各适量。

做法

1. 将香菇洗净，切成块；油菜心洗净，切成3～4厘米长的段，备用。
2. 将油倒入炒锅中加热至六成热，放入葱末、姜末，倒入鸡汤，加香菇烧2分钟，倒入菜心翻炒至熟，加盐、味精调味即可。

降压功效 油菜鲜嫩爽口，具有宽肠通便，降压之功；香菇能起到降血压的作用。常食对高血压患者十分有帮助。

▶海带汤

材料 海带10克，决明子15克，藕20克。

调料 香油、盐、味精各适量。

做法

1. 将海带洗净，切丝；藕洗净，去皮，切片；决明子水煎去渣留汁，备用。
2. 砂锅置火上，倒入决明子汁，加入海带丝、藕片，煮至熟，加香油、盐、味精调味即可。

降压功效 海带能有效地降低颅内压、眼内压、减轻脑水肿等，可以说，海带是降压效果最好的食品之一。海带还可以有效减少心脏脂肪，有效地预防心脏病、高血压、血管硬化和脂肪过多等病症。

鲜蘑炒豌豆

材料 蘑菇100克，豌豆150克，姜末、红椒丝各适量。

调料 植物油、盐、味精各适量。

做法

1. 将蘑菇洗好切丁，沥干水分。
2. 锅内倒油，烧热后煸炒蘑菇丁和豌豆，加水焖到豌豆变软。
3. 放入红椒丝、姜末、盐和味精，用大火快炒几下即可。

降压功效 蘑菇具有清神降压的作用；豌豆含有丰富的维生素A和铁，有利于降低血压，对动脉硬化、高血压等都十分有利。

海带木耳菜汤

材料 木耳菜200克，海带60克，决明子10克，枸杞子5克，香菜段适量。

调料 盐、味精、高汤各适量。

做法

1. 木耳菜入清水中洗净；海带用温水泡发洗净，切丝备用；决明子、枸杞子均洗净。
2. 煲锅置火上，倒入高汤大火煮沸，放入海带丝、决明子、枸杞子，待汤汁再次煮沸，改小火煮至海带熟烂，加入洗净的木耳菜稍煮，加盐、味精调味，撒上香菜段即可。

降压功效 木耳菜具有显著的降压功效；海带能有效地降低颅内压、眼内压、减轻脑水肿等，是降压效果最好的食品之一；决明子具有降血压、调节血脂的作用；枸杞子能够滋补肝肾，益精明目。搭配食用不仅能防治高血压、高血脂，还能减少高血压并发脑部疾病的危险。

降血压特效穴位按摩

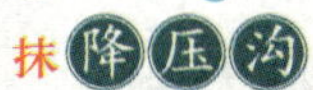

massage.01

抹降压沟

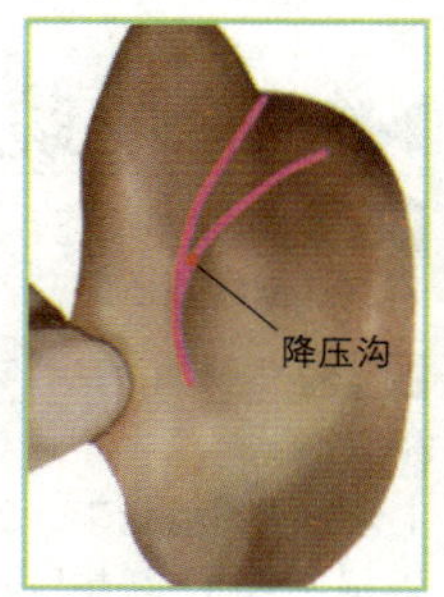

【位置】耳背由内上方斜向外下方的凹沟。

【按摩方法】用拇指、食指捏住耳郭，拇指置于耳背，食指近端指关节屈曲置于耳郭内面，食指不动，用拇指螺纹面自耳郭背面隆起的上端向耳垂方向单方向抹动，左右各 50 次。

【功效】经常按摩可帮助降低高血压。

massage.02

按揉中府穴

【位置】胸前壁外侧，突起下方，第一肋间隙中。

【按摩方法】取坐位或仰卧位，用中指点按中府穴不动，约半分钟，然后向外揉 2 分钟，当时即觉呼吸通畅，咳嗽症状可缓解。

【功效】通过刺激此穴可帮助赶出瘀积在体内的热邪，血压便会随之下降。

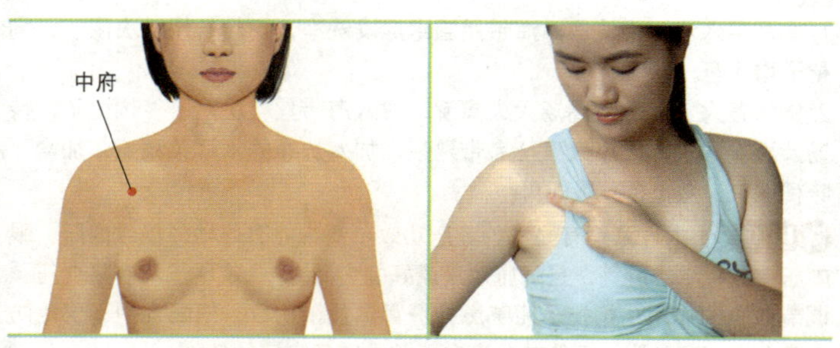

massage.03

按揉血海穴

【位置】大腿内侧，膝盖骨往上约 3 横指宽处。

【按摩方法】取坐位，将双手拇指指腹分别放在两侧血海穴上，用力按揉 2 分钟，以局部有酸胀感为度。

【功效】经常按摩可促进气血生成，调节水液代谢，加快脂肪消耗，结实大腿肌肉，消除高血压所致的水肿。

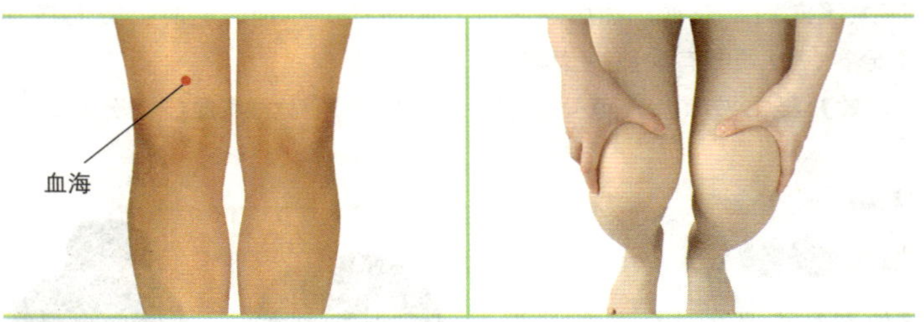

massage.04

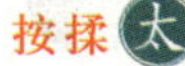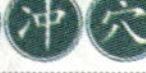按揉太冲穴

【位置】脚背面，第 1、2 脚趾根部结合处后方的凹陷处。

【按摩方法】按摩者握住前足，用大拇指或食指点按太冲穴半分钟，顺时针方向按揉 1 分钟，再逆时针方向按揉 1 分钟。

【功效】太冲穴可以疏肝理气，平肝降逆，对肝阳上亢所致的高血压十分有效。

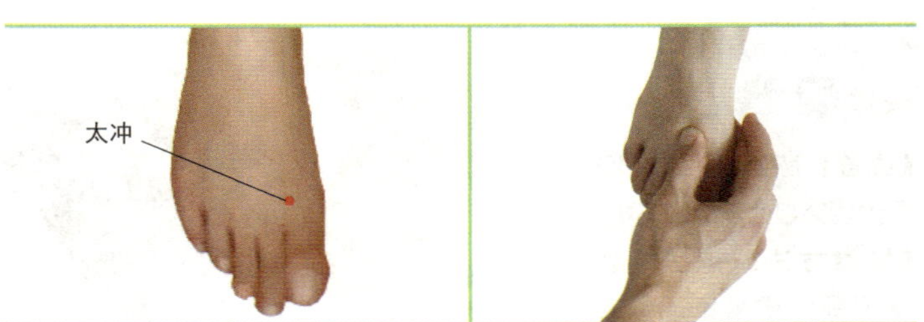

massage.05

点揉太溪穴

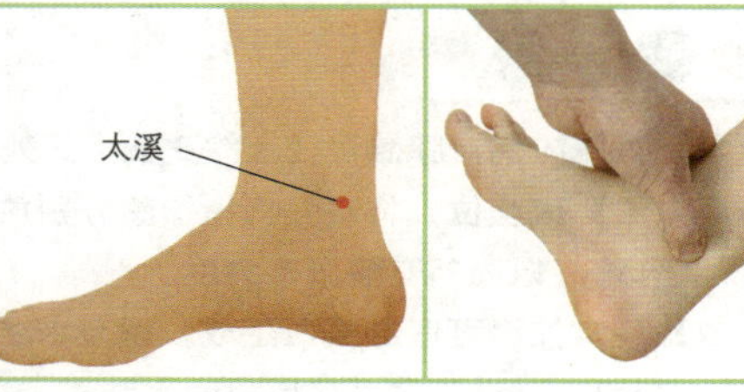

【位置】内踝正后方凹陷中。

【按摩方法】按摩者用手握住被按摩者踝部，用拇指点压太溪穴约 1 分钟，然后顺时针方向按揉 1 分钟，逆时针方向按揉 1 分钟，以局部有酸胀感为佳。

【功效】经常按摩此穴可补肾阴，对肾阳虚所致的高血压十分有效。

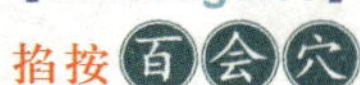

massage.06

掐按百会穴

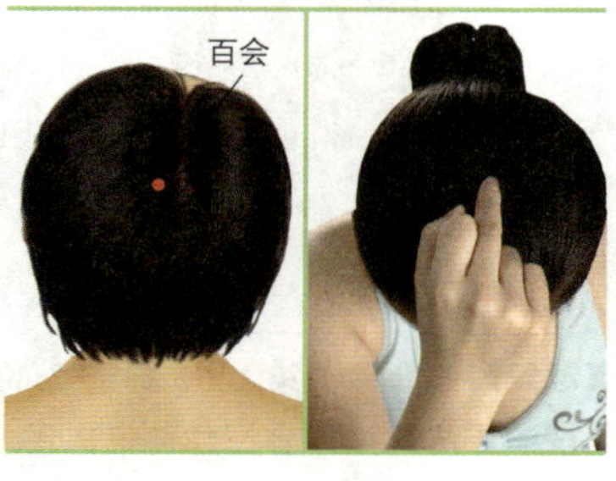

【位置】两耳尖连线与前后正中线交点，头顶中间凹陷处。

【按摩方法】取端坐位或仰卧位，选准穴位，以中指或食指掐按百会穴，由轻渐重地连做 20 ～ 30 次。

【功效】百会穴具有平肝安神的作用，经常按摩可改善高血压所致的头痛、眩晕、惊悸、健忘、中风、耳鸣、失眠等症。

massage.07

按揉阴陵泉

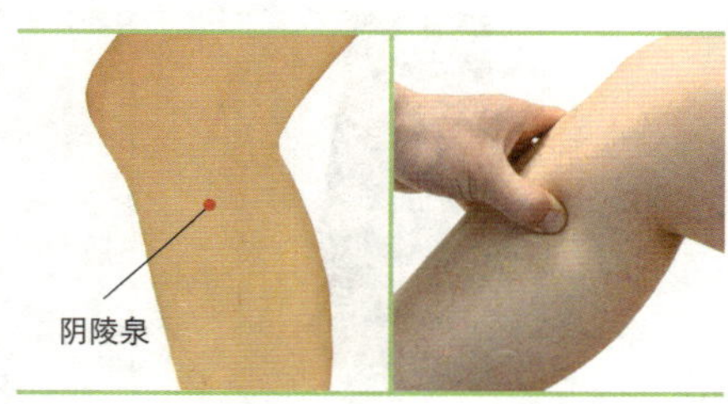

【位置】膝盖内下侧，胫骨内侧突起的下缘凹陷中。

【按摩方法】被按摩者取仰卧位或坐位，膝盖稍屈曲，按摩者以拇指顺时针方向按揉阴陵泉约 2 分钟，然后逆时针方向按揉约 2 分钟，以局部感到酸胀为佳。

【功效】经常按摩可改善高血压所致的头痛、头晕、脾气急躁、水肿、腹胀、腹泻、肥胖、疼痛等。

massage.08

掐揉尺泽穴

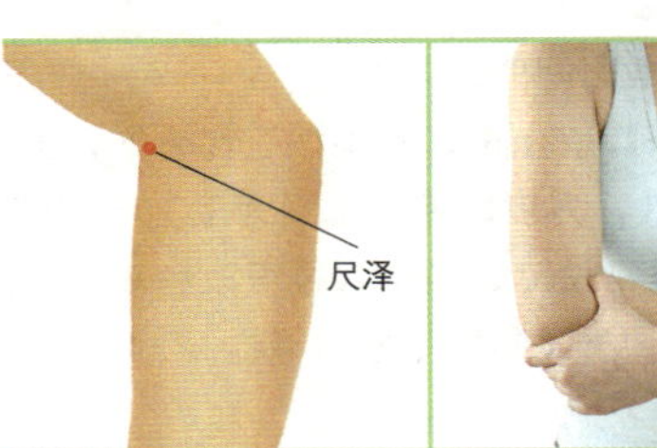

【位置】微屈曲肘关节，在肘横纹上，肱二头肌外侧缘凹陷处。

【按摩方法】取坐位，手臂半屈，用对侧拇指指尖掐按尺泽穴 1 分钟，再顺时针方向揉按 2 分钟，以局部有酸胀感为度。

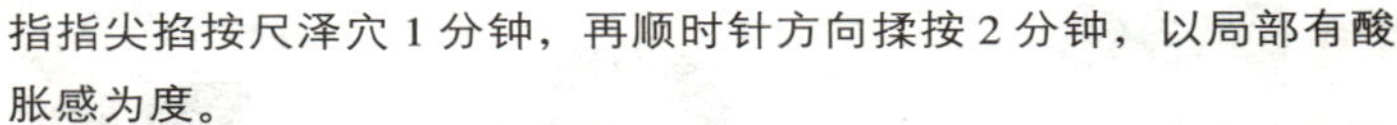

【功效】此穴是位于肺经上的要穴，具有通肺补肾的作用，经常按摩可改善上实下虚所致的高血压。

massage.09

按揉曲池穴

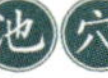

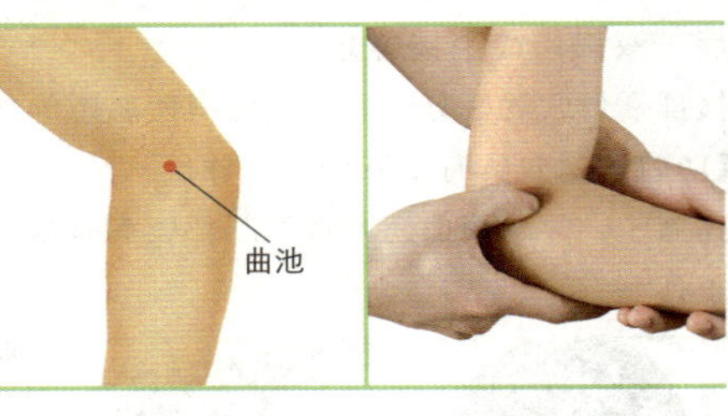

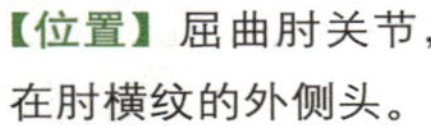

【位置】屈曲肘关节，在肘横纹的外侧头。

【按摩方法】按摩者左手托住被按摩者手臂，用右手拇指顺时针方向按揉曲池穴 2 分钟，然后逆时针方向按揉 2 分钟，左右手交替，以局部感到酸胀为佳。

【功效】经常按摩可改善高血压所致的头痛、头晕、颈椎疼痛、上肢过电样疼痛、手臂麻木等。

massage.10

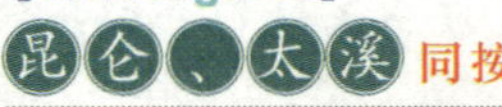

昆仑、太溪同按

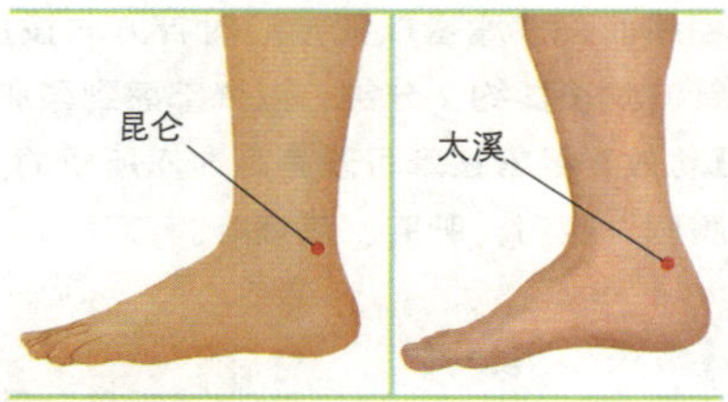

【位置】昆仑在外踝后方，当外踝尖与跟腱之间的凹陷处；太溪在内踝后方，当内踝尖与跟腱之间的凹陷处。

【按摩方法】取坐位，拇指按于昆仑穴，食指按于太溪穴，用力按压 20 ~ 30 次，力度以能够忍受为度。孕妇禁用。

【功效】经常按摩这两个穴位可改善高血压所致的头痛目眩、腰酸耳鸣、失眠、小便频数、遗尿等症。

massage.11

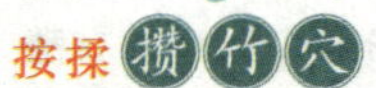

按揉攒竹穴

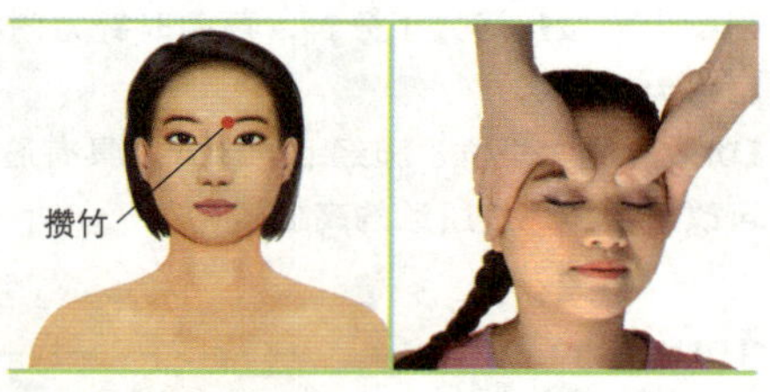

【位置】左右眉毛内侧，眉头凹陷处。

【按摩方法】被按摩者仰卧，按摩者坐于其头后，双拇指或中指轻轻按揉攒竹穴约 2 分钟，以局部有酸胀感为佳。

【功效】此穴具有清肝明目的作用，经常按摩可改善肝阳上亢所致的高血压，并对高血压所致的眼部疾病有帮助。

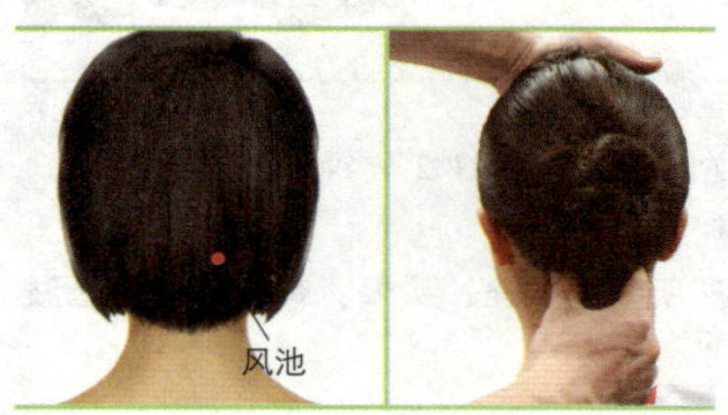

massage.12

揉捏风池穴

【位置】颈后两侧枕骨下方，发际的两边大筋外侧凹陷处。

【按摩方法】被按摩者取坐

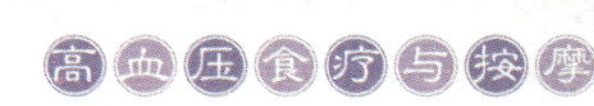

位，按摩者在被按摩者头后，一手扶住被按摩者前额，另一手用拇指和食指分别置于被按摩者的风池穴处，揉捏半分钟左右，以被按摩者局部有酸胀感为佳。

【功效】经常按摩可改善高血压所致的头晕、头胀痛、面部烘热、耳中鸣响、头痛发热、颈项强痛等。

massage.13

按揉内关穴

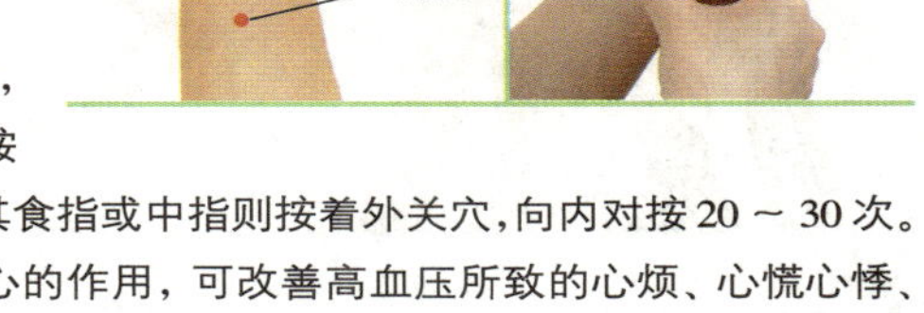

【位置】手臂的内侧中间，腕关节横纹上约 3 横指宽处。

【按摩方法】前臂半屈，用一手的拇指指尖按于另一手的内关穴，其食指或中指则按着外关穴，向内对按 20 ~ 30 次。

【功效】此穴具有补心的作用，可改善高血压所致的心烦、心慌心悸、胸闷、胸胁痛、失眠、胃肠神经症等症状。

massage.14

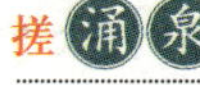
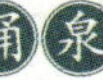

搓涌泉穴

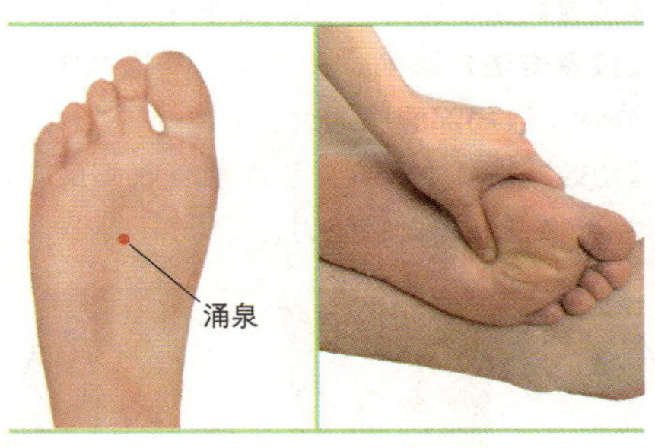

【位置】将脚底弓起，脚掌前中 1/3 凹陷处。

【按摩方法】被按摩者仰卧，按摩者双手握脚，用两大拇指从足跟向足尖搓涌泉穴约 1 分钟，然后按揉约 1 分钟。

【功效】涌泉穴具有使肾阴和肾阳同时旺盛的作用，从而抑制高血压引起的阳气上亢。

massage.15

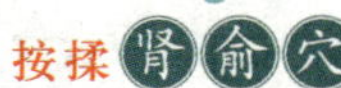

按揉肾俞穴

【位置】腰部，第 2 腰椎下旁开 2 横指宽处，左右各一穴。

【按摩方法】取坐位或立位，双手中指按于两侧肾俞穴，用力按揉 30 ～ 50 次；或握空拳揉擦穴位 30 ～ 50 次，擦至局部有热感为佳。

【功效】经常按摩此穴可增强肾脏的功能，增加排尿量，对高血压所致的水肿具有很好的改善效果。

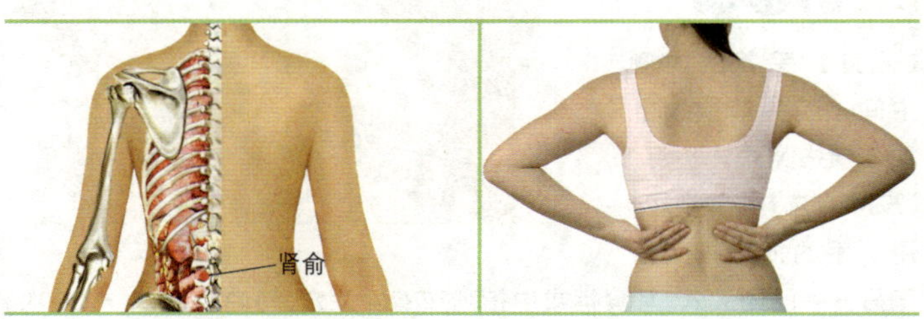

massage.16

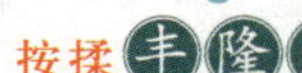
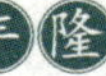

按揉丰隆穴

【位置】在小腿前外侧，当外踝尖上 8 寸，距胫骨前缘 2 横指。

【按摩方法】取坐位，用双手拇指指腹顺时针方向按揉同侧丰隆穴 2 分钟，以局部酸胀为度。

【功效】按揉丰隆穴可引起血管收缩反应，对原发性高血压效果显著，并可降低外周血管阻力。

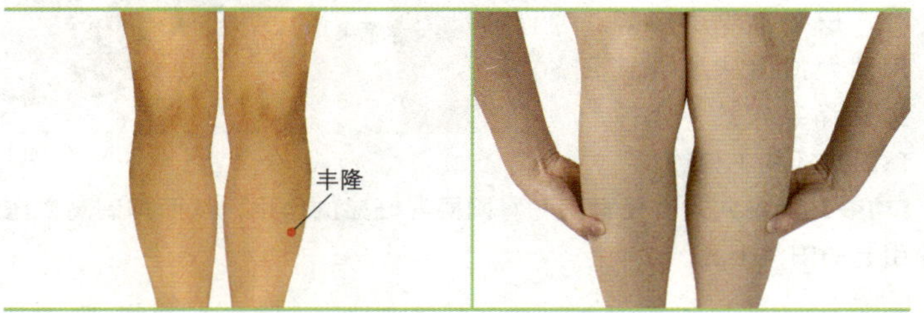

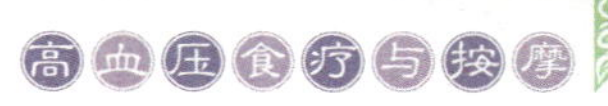

massage.17

按揉三阴交

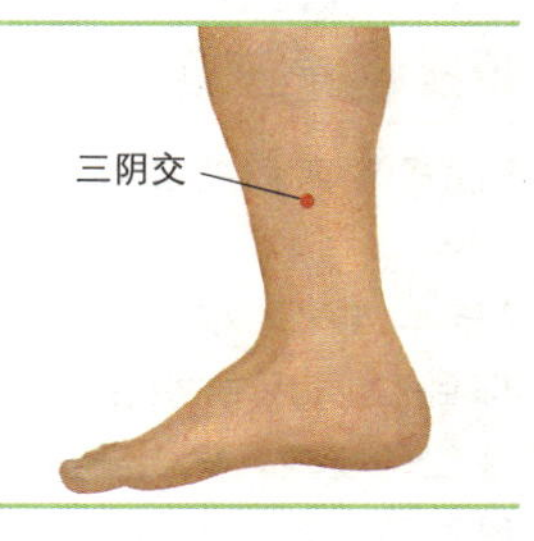

【位置】 小腿内侧，内踝尖直上 4 横指，骨后缘处。

【按摩方法】 被按摩者仰卧，按摩者用拇指顺时针按揉三阴交 2 分钟，然后逆时针按揉 2 分钟。

【功效】 经常按摩此穴可改善高血压所致的失眠、心悸、心慌、阳强不能射精或阳痿、性欲淡漠、遗精、小便不利等症。

massage.18

按揉安眠穴

【位置】 在颈部，约当翳风穴与风池穴连线的中点处。

【按摩方法】 取坐位，首先要求全身放松，先做 3 次深呼吸，然后呼吸保持均匀，用双手拇指按于安眠穴，顺时针方向按揉约 2 分钟。手法要求柔和，以局部酸胀为佳。

【功效】 经常按摩此穴可改善高血压所致的失眠、心慌、头痛、烦躁、头晕耳鸣等症。

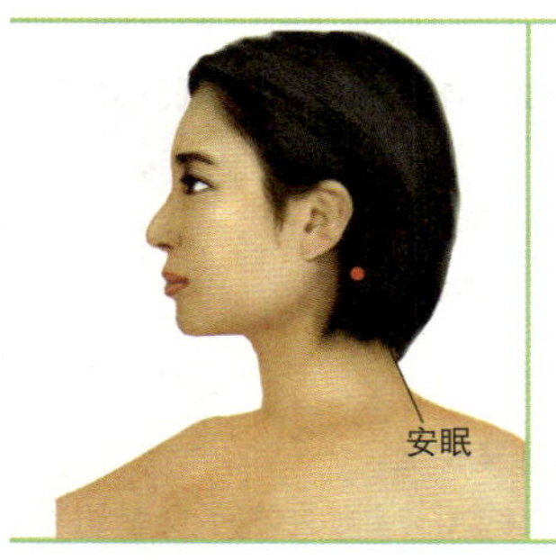

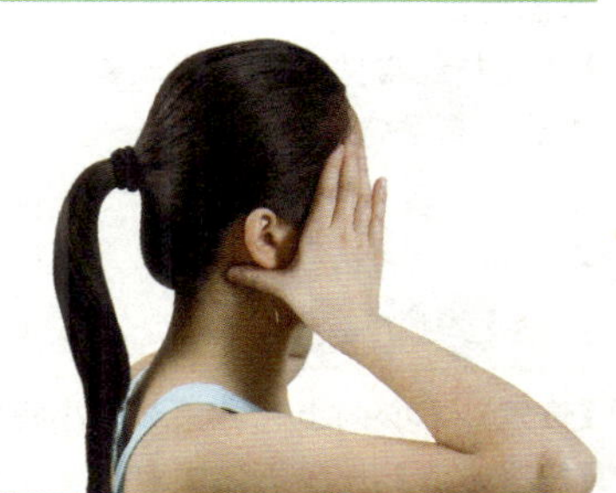

massage.19

指推印堂穴

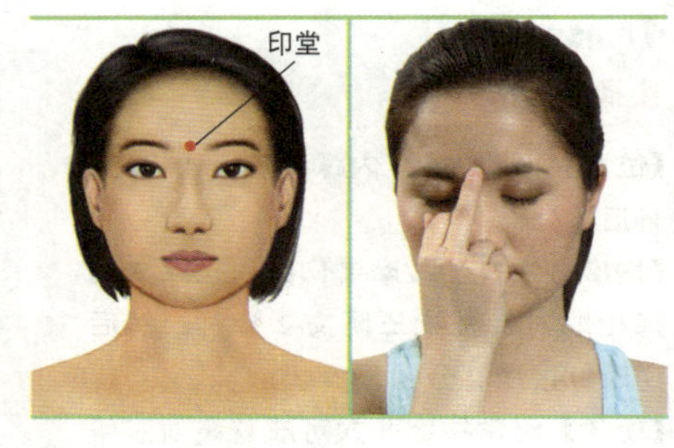

【位置】两眉头连线的中点。

【按摩方法】取坐位或仰卧位，用中指指腹按住印堂穴，做上下推摩活动，先向上推至发际 10 ~ 20 次后，再向下推至鼻梁 10 ~ 20 次。

【功效】经常按摩此穴可改善高血压所致的头痛、眩晕、烦躁等症。

massage.20

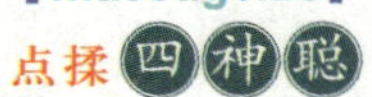

点揉四神聪

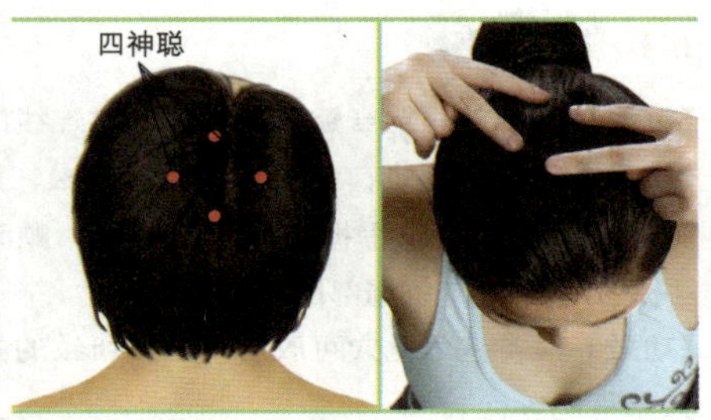

【位置】在头顶部，两耳尖连线的中点就是百会穴；百会穴前、后、左、右各 1 寸处，共 4 个穴位，统称四神聪。

【按摩方法】取坐位，用双手的食、中指同时点揉四神聪，每穴点揉 2 分钟，以局部有酸胀感为佳。

【功效】经常按摩此穴可改善高血压所致的神经衰弱、失眠、眩晕、健忘、耳聋等症。

massage.21

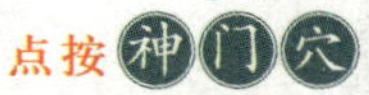

点按神门穴

【位置】掌心向上，腕关节靠小指侧之腕横纹上。

【按摩方法】一手拇指尖点按对侧神门穴约 1 分钟，左右手交替进行，以局部有酸胀感为佳。

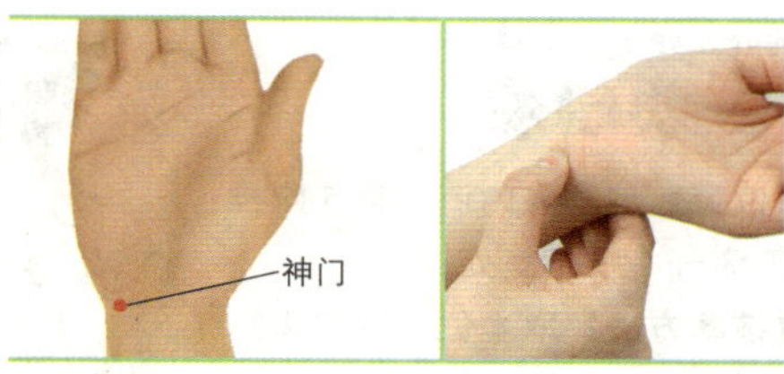

【功效】经常按摩此穴可改善高血压所致的失眠、多梦、神经衰弱、心慌等症。

massage.22

按揉太阳穴

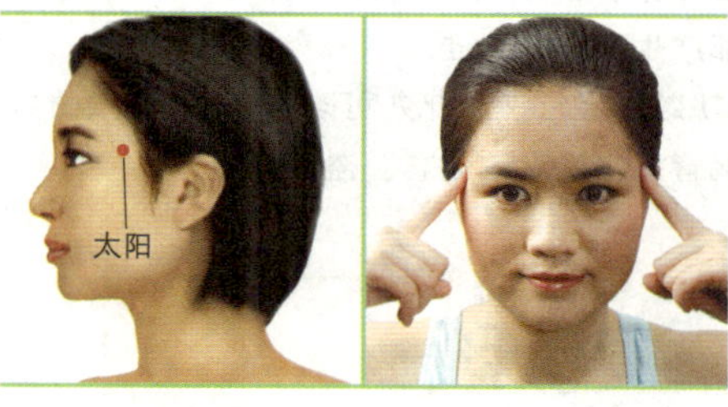

【位置】在头侧，眉梢与眼外角延续交叉处，向后约 1 横指的凹陷中。

【按摩方法】双手食指螺纹面分别按于两侧太阳穴，顺时针方向按揉 2 分钟，以局部有酸胀感为佳。如需要较大范围或力量较重的按揉，可以用两手的鱼际部代替食指。

【功效】经常按摩此穴可改善高血压所致的头痛、头晕、失眠等症。

massage.23

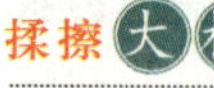
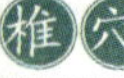

揉擦大椎穴

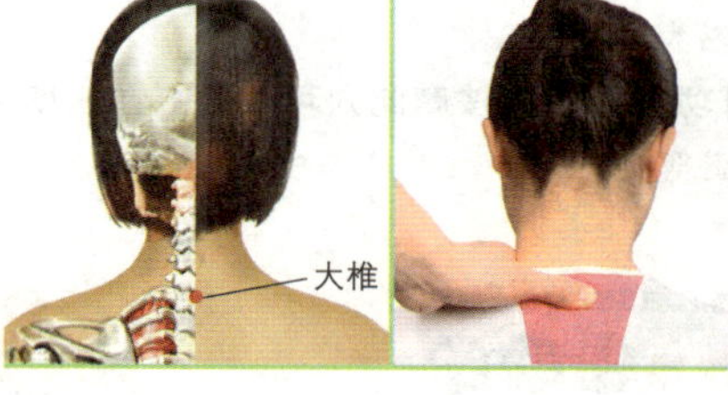

【位置】第 7 颈椎棘突下，约与两肩峰相平（也可正坐低头，手按颈项部骨突最高点处下缘即是）。

【按摩方法】先左手后右手，4 指并拢放于颈项部，反复斜擦大椎穴 30 ~ 50 次，若擦后局部发热，则效果最佳。

【功效】当高血压导致恶心时，按摩此穴可以缓解。

massage.24

按揉心俞穴

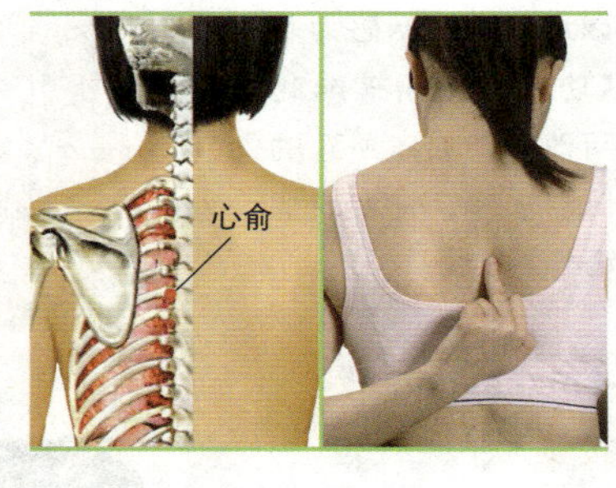

【位置】肩胛骨内侧，第 5 胸椎下旁开 2 横指宽处。

【按摩方法】取坐位，用中指指腹按于心俞穴，顺时针方向按揉 2 分钟，左右手交替，以局部产生酸胀感为佳。

【功效】经常按摩此穴可改善高血压所致的心慌、心悸气短、心痛、胸背痛、失眠、健忘、盗汗等症。

massage.25

按揉阳谷穴

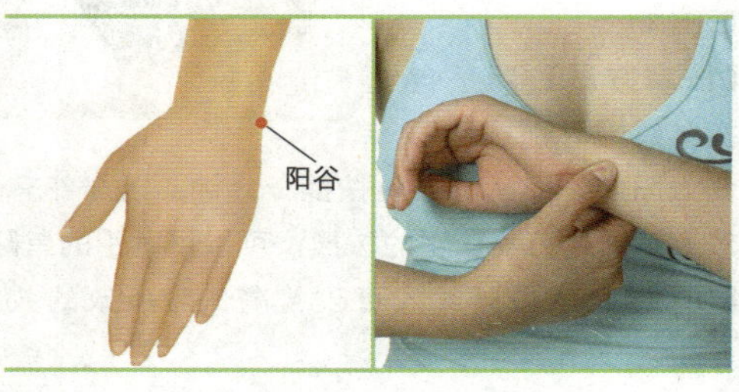

【位置】腕背横纹尺侧端。

【按摩方法】前臂半屈，用健侧手拇指螺纹面按于患侧阳谷穴，顺时针方向按揉 3 分钟，手法宜深沉用力，以局部有酸胀感为度。

【功效】经常按摩此穴可改善高血压所致的头痛、目眩、耳鸣、耳聋等症。

massage.26

按揉阳溪穴

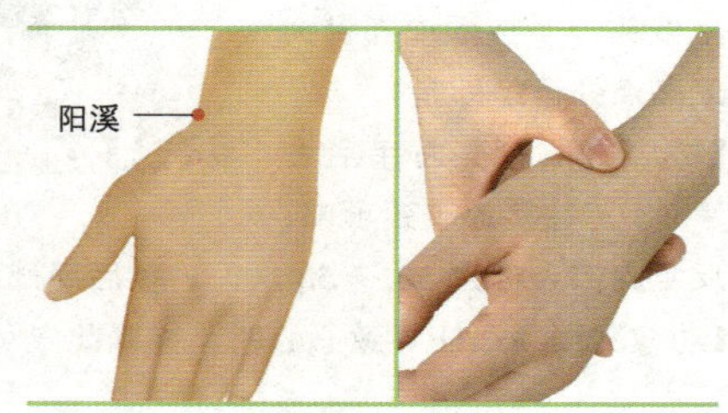

【位置】拇指向上翘起时，腕背横纹桡侧，两根紧张的肌腱之间的凹陷处。

【按摩方法】前臂半屈，用健侧手拇指螺纹面按于患侧阳溪穴，顺时针方向按揉 2 ~ 3 分钟，以局部有酸胀感为度。

【功效】经常按摩此穴可改善高血压所致的中风半身不遂、头痛、耳鸣等症。

massage.27

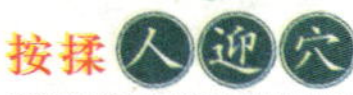

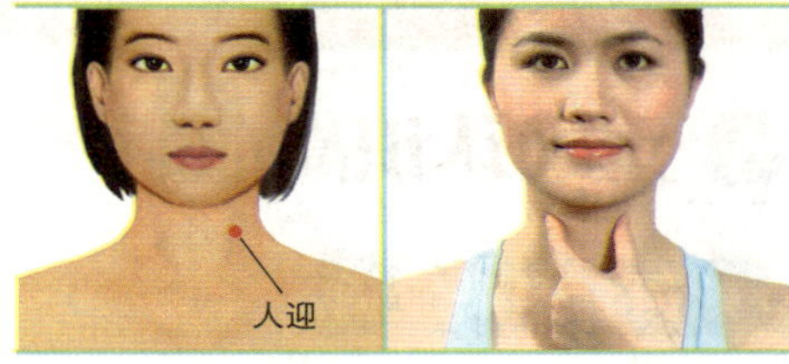

【位置】喉结旁开约 2 横指。

【按摩方法】取端坐位，用拇、食二指分别按揉颈两侧的人迎穴 2 分钟，手法宜轻柔，以局部有酸胀感为度。

【功效】经常按摩此穴可改善高血压所致的心悸、心慌等症。

massage.28

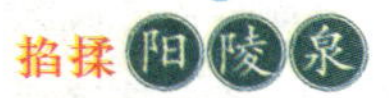

【位置】在小腿外侧，当腓骨头前下方凹陷处。

【按摩方法】取坐位，用拇指指尖重掐患侧阳陵泉穴约 1 分钟，以局部有酸胀感为度。

【功效】阳陵泉是胆经上的要穴之一，经常按摩此穴可把浊气从胆经排出，改善高血压所致的血压偏高、失眠、耳鸣等症。

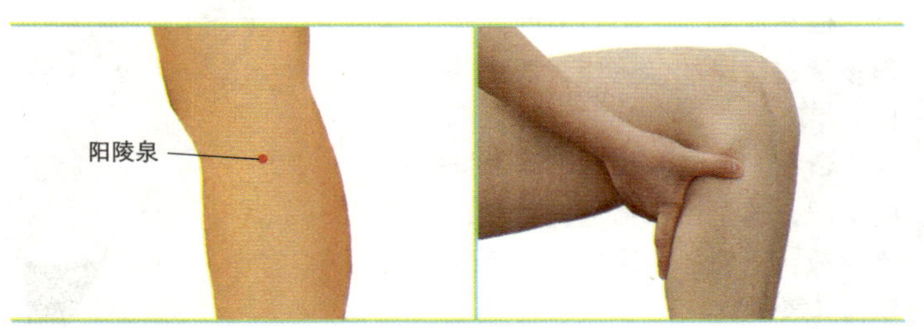

高血脂食疗与按摩

正确认识高血脂

如何判定高血脂

高血脂容易导致冠心病、高血压及中风的发生，因此应及早判断自己是否患有高血脂，以便采取措施，避免出现严重后果。

高血脂的自测方法

❶经常感到头昏脑涨，与人讲话时容易睡着，晨起后头脑不清醒，吃过早餐后会有所好转，但到了午后又会犯困，而且夜晚睡眠不佳，容易醒。

❷中老年妇女的眼睑上长出淡黄色的小皮疹，刚开始时如米粒般大小，且略高出皮肤，严重时整个眼睑都会布满。

❸经常腿肚抽筋，并时常有刺痛感，这是腿部肌肉中积累有胆固醇的表现。

❹在面部、手部短时间内长出有很多黑斑，斑的色彩比老年斑深，块比老年斑大。

❺看东西时会出现一阵一阵模糊的情况，这是由于血液变黏稠，血液流速减慢，使视神经或视网膜暂时性缺血缺氧所致。

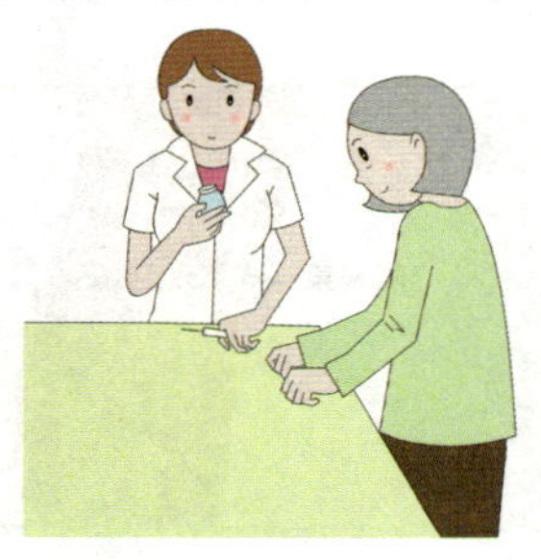

四大血脂检查项目判断有无高血脂

常规的血脂检查包括甘油三酯、总胆固醇、低密度脂蛋白、高密度脂蛋白等。一般在正常饮食情况下2周内有2次出现下列数值，即可确诊为高血脂。

检查项目	血脂项目数值
血清总胆固醇（TC）	≥6.0毫摩尔每升
甘油三酯（TG）	≥1.54毫摩尔每升
高密度脂蛋白（HDL）	男性≤1.04毫摩尔每升
	女性≤1.17毫摩尔每升
低密度脂蛋白（LDL）	＞3.37毫摩尔每升

高血脂的发病原因

血脂虽为人体的重要营养物质，但过多反而不利于身体健康。中医学认为，导致血脂升高的原因多是人体摄入膏脂过多以及膏脂转输、利用、排泄失常所致。具体有以下几种。

◆饮食过度，或食用过多肥腻甘甜厚味的食物，使过多膏脂进入体内，容易因不能够得到及时的输布、转化，而不得不滞留于血中，导致血脂升高。

◆长期过度酗酒、饮食失当会损伤脾胃，导致其功能健运失常，不能正常消化食物，使精微物质变生成脂浊，不能供给全身，而是混入血中，致使血脂升高。

◆长期不运动，或运动较少时，不利于人体气机的疏畅，津液因气郁而输布不利，使膏脂不能及时得到转化，由于产生的多而消耗的较少，从而使其沉积在体内，混入血液中，导致血脂升高。

◆长期受到精神刺激，会因思虑过度而损伤脾脏，导致其功能健

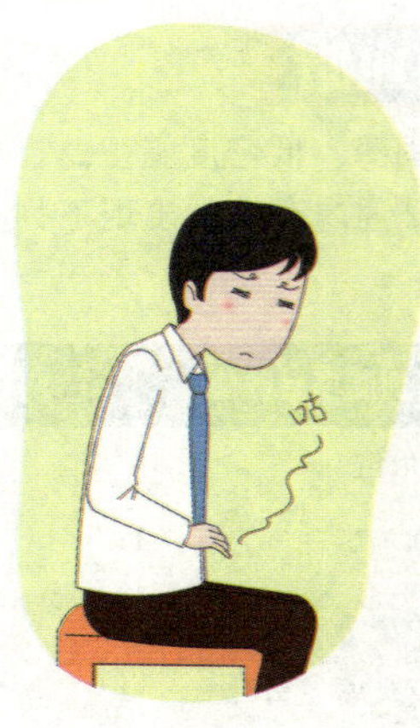

运失常。而如果长期抑郁或经常容易发怒，就会损伤肝脏，导致肝功能失常，使气机不畅，膏脂不能正常运化、输布，从而导致血脂升高。

◆由于年龄大了，五脏六腑就会衰竭。肾主五液，肾虚则会使津液失常；脾主运化，如果脾虚则会导致食物不能正常消化；肝主疏泄，如果肝脏功能弱，就会导致津液输布不利。若三者出现一种功能失常，就会导致膏脂代谢失常，引起血脂升高。

◆如果遗传了父母的肥胖体型，体内阳气不足，就会导致津液膏脂输化不佳，或素体阴虚阳亢者，会让膏脂无法运化而溶入血中，导致血脂升高。

◆由阴虚燥热所致的消渴症，会因虚火内扰，导致胃热杀谷，再加上消渴症患者多饮多食，致使精微物质不能变成脂肪储藏在体内，而人体的脂肪则会溶入膏中，混入血中，导致血脂升高。

◆长期水肿会损伤脾肾，导致脾虚失于健运，肾虚不能主液，以致膏脂代谢失常。

◆肝胆疾病如胁痛、黄疸、肿瘤等，肝病会导致气机疏泄，影响机体输布转化膏脂；胆病则会导致机体不能净浊化脂，引起血脂升高。

哪些人易得高血脂

◆有高血脂家族史者。

◆有冠心病、动脉粥样硬化或脑血管疾病家族史者。

◆皮肤上有黄色瘤者。

◆身形肥胖者。

◆长期大鱼大肉等高脂高糖饮食者。

◆30 岁以上男性或绝经后妇女。

◆长期吸烟、酗酒者。

◆不爱运动，习惯静坐者。

◆生活无规律、情绪易激动、精神处于紧张状态者。

◆患有肝肾疾病、糖尿病、高血压、甲状腺功能低下、肾病综合征、阻塞性黄疸、女性更年期等疾病者。

◆应用一些可引起人体血脂代谢紊乱的药物者，如类固醇和避孕药等。

高血脂的危害

如果血液中的脂肪过多，容易造成血液黏稠，沉积在血管壁上，长此以往会在动脉壁上逐渐形成小斑块，随着斑块的不断增多、增大，会逐渐堵塞血管，使血流变慢，严重时甚至会使血流中断。而且斑块阻塞在不同的部位，所引发的疾病及症状也不同。**具体见下表：**

发生堵塞的部位	所致疾病
心脏	冠心病
大脑	脑中风
眼底血管	视力下降、失明
肾脏	肾动脉硬化、肾功能衰竭
下肢	下肢坏死、下肢溃烂等

除此之外，高血脂还可引发高血压，诱发胰腺炎、胆结石，加重肝炎，导致老年痴呆、男性性功能障碍等疾病。

科学饮食降低血脂

高血脂人群日常饮食注意事项

胆固醇是人体不可缺少的营养物质，分为高密度脂蛋白和低密度脂蛋白两种，前者对心血管具有保护作用，通常称之为“好胆固醇”，而后者偏高，冠心病的危险性就会增加，通常称之为“坏胆固醇”。要在日常饮食中，多食用能增加高密度胆固醇的食物，对身体健康有益。

高血脂患者应提倡的饮食策略

◆ 多吃鱼。一项针对鱼类中的 ω-3 脂肪酸对高密度脂蛋白的影响研究表明，当吃鱼的次数达到每周 1 次甚至每天 1 次时，能有效减少饱和脂肪的摄入量。

◆ 多吃富含纤维的食物。整粒谷物和面包等纤维含量非常高，可有效降低人体内低密度脂蛋白的含量。为了达到影响胆固醇含量的效果，膳食中的纤维必须达到 15 ~ 30 克。

◆ 多吃大豆制品。豆腐和膨化植物蛋白等大豆制品中，含有一种天然的植物化学物质，可以把危害动脉的低密度脂蛋白从人体中清除出去。

◆ 摄入足量的维生素 C。血液中维生素 C 的含量与人体胆固醇含量成正比。应每天吃 3 ~ 4 份维生素 C 含量丰富的食物，如柑橘类水果、土豆、圆白菜、花椰菜、草莓、香木瓜和深绿色多叶蔬菜等。

◆ 限制动物性脂肪。计算表明，如烹调不用动物油，则每个患者可吃植物油如豆油、玉米油、菜籽油等 20 ~ 25 克，超过此量也不会带来不利的影响。

◆ 多吃些能减低胆固醇的食物。洋葱、大蒜、香菇、木耳等食物对预防血栓形成和冠心病有好处。限制食物中胆固醇含量，每天总摄入量应少于 300 毫克。患者应忌吃或少吃含胆固醇高的食物，如动物内脏、蛋黄、贝壳类和软体类。

专家推荐对症食疗方

▶蒜泥茄子

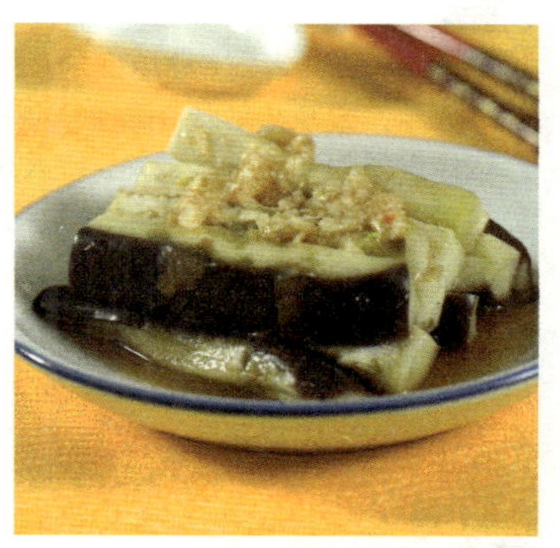

材料 茄子300克，蒜泥适量。

调料 盐、酱油、味精、香油各适量。

做法

1. 茄子洗净，去蒂，放入锅中隔水蒸熟，凉凉，切成条状。
2. 将蒜泥、盐、味精、酱油、香油混合搅匀，浇在茄子上即可。

降脂功效 大蒜中含有丰富的大蒜素，可分解成多种有机硫化合物，有助于降低血脂，防止血栓形成；茄子含有维生素 P，不但可以降低胆固醇，还能增强微细血管的弹性，使血液畅通无阻，有着明显的降脂作用，是高血脂患者的理想食物。

▶拌萝卜丝

材料 白萝卜300克，葱丝、姜丝各适量。

调料 辣椒粉、酱油、盐、醋、白糖、味精各适量。

做法

1. 白萝卜洗净，放入淡盐水中浸泡一会儿，捞出冲去盐分，切细丝。
2. 将萝卜丝放入盆中，加入葱丝、姜丝，调入辣椒粉、酱油、盐、醋、白糖、味精拌匀即可。

降脂功效 萝卜中的维生素 C 含量比梨、苹果高 8 ~ 10 倍，粗纤维含量也很丰富，能刺激胃肠蠕动，不利于油脂的吸收，具有很强的降血脂功效。

木耳炝苦瓜

材料 水发黑木耳、苦瓜各100克。

调料 花椒粉、干红辣椒段、盐、鸡精、葱花、植物油各适量。

做法

1. 黑木耳洗净，去蒂，撕成小朵，入沸水中焯透，捞出，凉凉，沥干水分；苦瓜洗净，去蒂，剖开，去瓤，切片。取盘，放入木耳和苦瓜片。
2. 锅内倒植物油烧至七成热，放入葱花、花椒粉、干红辣椒段炒香，关火。
3. 将炒锅内的油连同葱花、花椒粉、干红辣椒段均匀地浇在木耳和苦瓜片上，用盐和鸡精调味即可。

降脂功效 木耳含铁丰富，可减少血液凝块，防止血栓形成，对延缓高血脂并发症十分有益；苦瓜除含丰富的维生素外，在降低血脂、降低血液浓稠度上也效果显著。

松仁玉米

材料 玉米粒400克，松子仁100克，红椒15克，青椒20克，葱花适量。

调料 盐、白糖、味精、植物油、香油各适量。

做法

1. 青椒、红椒分别洗净，去蒂、子，切小丁；玉米粒放入沸水焯熟。
2. 锅内倒植物油烧至温热，放入松子仁，炸至淡黄色出锅。
3. 炒锅中倒入适量植物油，用中火烧热，下葱花煸香，放入青椒丁、红椒丁、玉米粒煸炒至熟，调入盐、味精和少许白糖，淋少许香油，出锅装盘，撒上松子仁即可。

降脂功效 松仁中的不饱和脂肪酸对降血脂和降低血液黏度有较好的功效；玉米含有丰富的卵磷脂、维生素E、亚油酸和钙、磷、硒等微量元素，这些元素都是降低血脂的好帮手。二者搭配食用，降脂效果会更加显著。

菠菜腐竹

材料 菠菜200克，腐竹150克。

调料 味精、盐、姜末、花椒粒、植物油各适量。

做法

1. 菠菜择洗干净，焯后捞出过凉，沥水，切段；腐竹泡发，捞出，挤干水分，切成段，与菠菜一起装盘。

2. 将花椒粒放入热油锅内炸香，捞出花椒粒不要，花椒油留用。

3. 将花椒油、盐、味精撒在菠菜段和腐竹段上，拌匀，撒上姜末即可。

降脂功效 菠菜含有丰富的铁、蛋白质和维生素等，有利于降低血脂；腐竹中的植物蛋白易于被人体吸收，含有的卵磷脂可除掉附着在血管壁上的胆固醇，是高血脂患者的保健食疗良方。

圆白菜炝玉米

材料 圆白菜300克，玉米粒150克。

调料 盐、味精、鲜汤、干红辣椒段、植物油、花椒各适量。

做法

1. 玉米粒洗净，放入沸水锅中焯熟；圆白菜洗净，切片，焯水后沥干备用。

2. 锅内倒植物油烧热，下干红辣椒段炸至棕红，下花椒炒香，倒入玉米粒、圆白菜炝炒，加入少许鲜汤烧沸，加盐、味精调匀，起锅即可。

降脂功效 本菜能预防血管栓塞、降低胆固醇，适用于高脂血症患者或预防高血脂。

豆腐丝拌黄瓜

材料 黄瓜250克，豆腐丝50克，蒜末适量。

调料 盐、鸡精、香油各适量。

做法

1. 黄瓜洗净，去蒂，切丝；豆腐丝洗净，切长段，入沸水中焯熟，捞出，凉凉，沥干水分。

2. 取盘，放入黄瓜丝和豆腐丝，加蒜末、盐、鸡精和香油拌匀调味即可。

降脂功效 豆腐含钙较高，能降低人体内的血脂；黄瓜含有丰富的维生素，调节新陈代谢，促进脂肪代谢。二者搭配食用，可显著降低体内血脂水平。

▶栗子扒白菜

材料 熟栗子100克，小白菜400克，葱花、姜末各适量。

调料 水淀粉、味精、盐、料酒、高汤、植物油、香油各适量。

做法

1. 白菜洗净，顺切成条，入沸水中焯熟，捞出过凉，沥干水分。
2. 炒锅内倒植物油烧热，用葱花、姜末爆锅，烹入料酒，加入高汤、盐、味精，倒入白菜条，再倒入栗子翻炒均匀，用水淀粉勾芡，淋入香油，出锅码盘即可。

降脂功效 栗子是维生素之王，且含有能够降血脂的不饱和脂肪；白菜中含有丰富的维生素 C、维生素 E，尤其是所含的纤维素不但能润肠排便，促进排毒，而且还能起到降低血脂的作用。

▶冬菇烧白菜

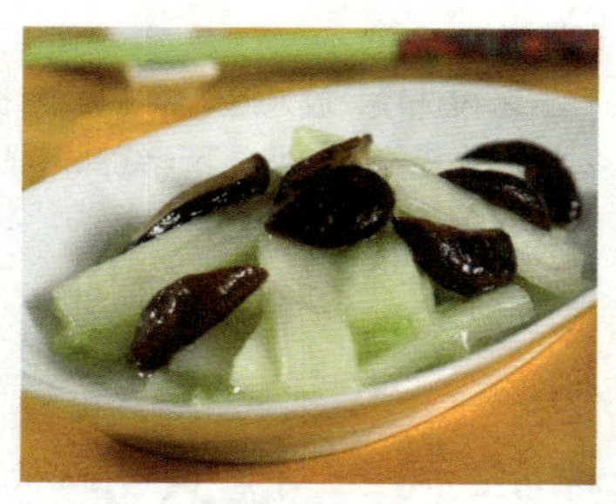

材料 白菜200克，干冬菇20克。

调料 盐、植物油、味精各适量。

做法

1. 冬菇用温水泡发，去蒂，洗净，切成两半；白菜洗净，取帮，切成 3.5 厘米长的段。
2. 锅内放植物油烧热，放入白菜段炒至半熟，下冬菇炒匀，加盐、味精和适量水，盖锅烧至菜熟即可。

降脂功效 冬菇含有降脂成分香蕈太生和香菇嘌呤；白菜中含有丰富的纤维素，可帮助减少腹壁脂肪的积存，从而产生降血压、降血脂和减肥的效果。

▶胡萝卜炒木耳

材料 胡萝卜250克，水发黑木耳50克，葱花适量。

调料 花椒粉、盐、鸡精、植物油各适量。

做法

1. 胡萝卜洗净，切片；水发黑木耳择洗干净，撕成小朵。
2. 锅内倒植物油烧至七成热，加葱花和花椒粉炒出香味，放入胡萝卜片翻炒均匀。
3. 加木耳和适量清水烧至胡萝卜片熟透，用盐和鸡精调味即可。

降脂功效 胡萝卜含有大量胡萝卜素，能够有效防治高血脂；牛肉含铁丰富，是脂肪较少的肉类。本品属于低脂高营养菜肴，非常适合高血脂病人食用。

香菇烧油菜

材料 油菜250克，干香菇100克。

调料 植物油、盐、味精、料酒、水淀粉各适量。

做法

1. 油菜取用菜心，将连着菜心的疙瘩用刀削成尖圆形，洗净；干香菇洗净，泡发，去蒂，片成斜块，泡香菇的水静置至杂质沉淀，留清水备用。
2. 锅内倒植物油烧热，下油菜心煸炒，放入香菇、泡香菇的清水，加入盐、料酒、味精焖烧至熟，用水淀粉勾芡即可。

降脂功效 香菇中含有降脂成分香蕈太生和香菇嘌呤，有助于降低血脂，防止动脉硬化和血管病变；油菜为低脂肪蔬菜，且含有膳食纤维，能与胆酸盐和食物中的胆固醇及甘油三酯结合，从而减少脂类的吸收，起到降脂的功效。

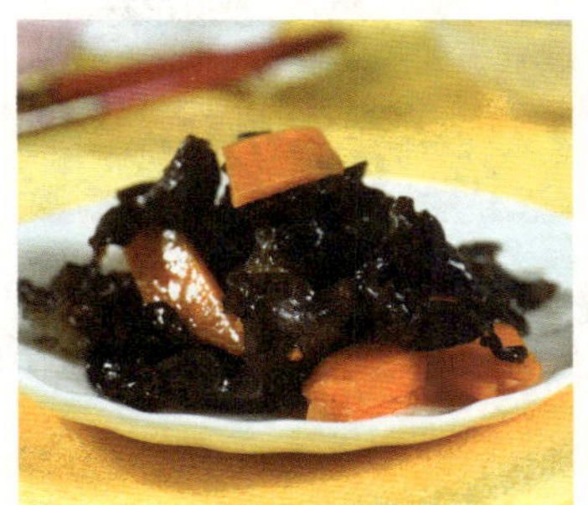

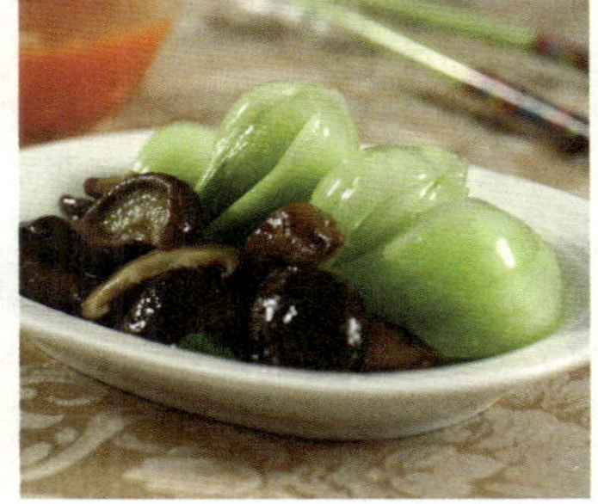

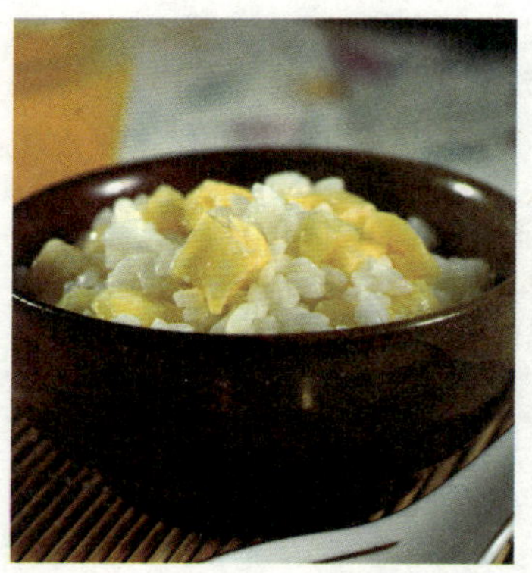

酸奶布丁饭

材料：米饭200克，菠萝100克，香蕉300克。

调料：酸奶适量。

做法：

1. 菠萝洗净，切成小丁；香蕉去皮，切丁，放入容器内。

2. 将米饭搅散，放在香蕉丁上，再放上菠萝丁，倒入酸奶拌匀，放入冰箱冷藏 20 分钟即可。

降脂功效 菠萝中所含糖、盐类和酶有利尿作用，有利于血液循环，对高血脂患者有益；香蕉含钾丰富，对降低血脂很有帮助；酸奶有很好的降脂功效。三者调和可起到降脂开胃的功效。

玉米南瓜饼

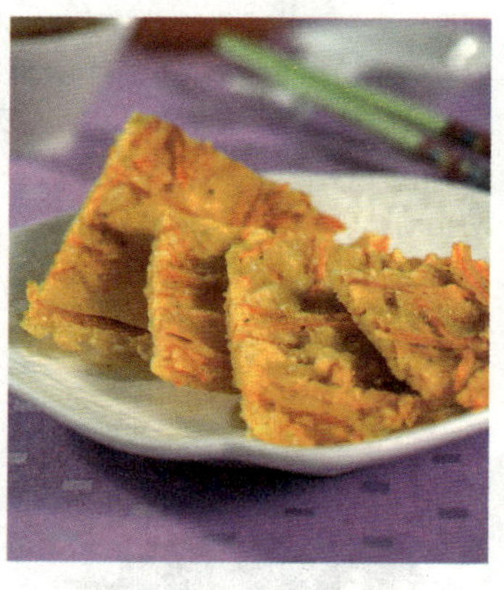

材料：南瓜200克，玉米面100克，葱花适量。

调料：盐、植物油各适量。

做法：

1. 南瓜去皮、瓤，洗净，切细丝，加入玉米面、盐、葱花及适量清水拌匀成糊状。

2. 锅内倒植物油烧至五成热，舀入玉米面南瓜糊摊成薄饼，烙至两面微黄、熟透即可。

降脂功效 南瓜含有大量的果胶，经常食用可起到降低血脂的功效；玉米含有丰富的卵磷脂、维生素 E、亚油酸和钙、磷、硒等微量元素，有较好的降低血脂的作用。

红薯糯米饼

材料 红薯、糯米粉各200克，红枣、茼蒿各50克，豆沙馅适量。

做法

1. 红薯洗净，去皮，切成小块，上笼蒸熟，取出捣成泥；红枣洗净，去核，切丝；茼蒿洗净，取小叶备用。
2. 将适量糯米粉放入红薯泥中搅匀，和成面团，然后分成若干个小面团，取一个面团做成小饼状，放入适量豆沙馅，包成一个红薯糯米球，再将它按扁，做成饼状。
3. 将红枣丝和茼蒿叶镶到小饼上作为装饰，上锅蒸熟即可。

降脂功效 红薯有丰富的维生素和淀粉硫酸脂，具有降脂的作用；糯米富含B族维生素，对高血脂有一定缓解作用。

荞麦菜卷

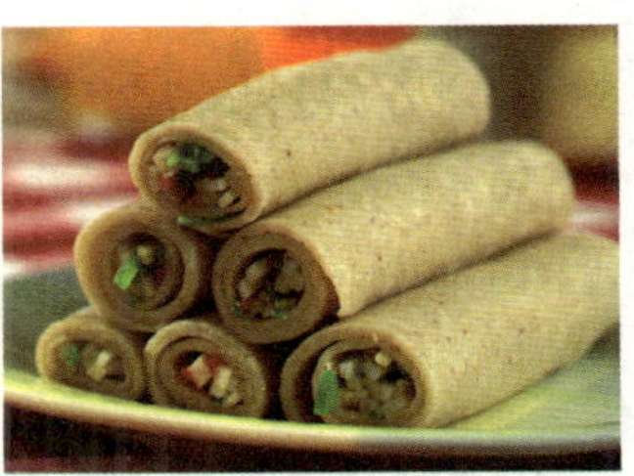

材料 荞麦面100克，鸡蛋1个，土豆50克，青椒、红椒各1个，葱花适量。

调料 花椒粉、盐、味精、植物油各适量。

做法

1. 鸡蛋磕入碗内，打散；荞麦面倒入盆中，加适量水、鸡蛋液和盐拌匀成糊状；土豆去皮，洗净，切丝；青椒、红椒洗净，去蒂、子，切丝。
2. 平底锅置小火上，倒植物油烧至五成热，舀入一勺面糊，摊平，烙至两面微黄至熟，摊成荞麦饼。
3. 炒锅内倒植物油烧至七成热，加葱花和花椒粉炒香，倒入土豆丝炒至八成熟，加青椒丝、红椒丝炒熟，用盐和味精调味，盛出。
4. 荞麦饼切成正方形，卷入土豆丝和青椒丝、红椒丝即可。

降脂功效 荞麦具有降血脂的作用，能降低微血管脆性和渗透性，恢复其弹性，对防止脑溢血，维持微循环平衡有一定作用；鸡蛋含有卵磷脂，能使人体血中胆固醇和脂肪保持悬浮状态而不在血管壁沉积，从而有效降低血脂水平；配上土豆和青椒等在降低血脂的同时丰富了营养。

▶萝卜丝面糕

材料 低筋面粉500克，白萝卜600克，葱丝、姜丝各适量。

调料 盐、味精、植物油各适量。

做法

1. 萝卜洗净，切细丝，放盐腌渍，挤去部分水分。
2. 面粉放盆中，加葱丝、姜丝、萝卜丝、盐、味精及适量水搅成糊。
3. 取酒盅数个，内壁抹油，将萝卜丝面糊放入酒盅里抹平，放锅中稍蒸后，扣出成萝卜丝面糕。
4. 锅内倒植物油烧热，放入萝卜丝面糕炸黄即可。

降脂功效 萝卜中的维生素C含量比梨、苹果高8～10倍，粗纤维含量也很丰富，能刺激胃肠蠕动，不利于油脂的吸收，具有很强的降血脂功效。

▶牡蛎南瓜烙

材料 牡蛎肉200克，老南瓜250克，糯米粉、面粉各适量。

调料 植物油、盐、鸡精、胡椒粉各适量。

做法

1. 老南瓜去皮去瓤，洗净切成丝；牡蛎肉洗净，拌入少许盐，搓洗干净。
2. 将糯米粉、面粉加入适量清水，调成面浆。
3. 将牡蛎肉、南瓜丝，加入盐、鸡精、胡椒粉调好味，分成数份，与调好的面浆拌匀，拍成饼状。
4. 平底锅置火上，倒油大火加热后，再用小火将饼烙熟即可。

降脂功效 牡蛎富含微量元素锌及牛磺酸等，尤其是牛磺酸可以促进胆固醇分解，有助于降低血脂水平；南瓜含有大量的果胶，经常食用可起到降低血脂的功效。

▶山药粥

材料 大米250克，新鲜山药200克，枸杞子20克。

调料 白糖适量。

做法

1. 新鲜山药去皮洗净，切成块；大米淘洗干净，再用清水泡1小时；枸杞子洗净，用清水泡软。

2. 锅置火上，放大米、山药块，加入适量清水，大火煮沸后，再小火煮成粥，加入枸杞子、白糖，再煮10分钟即可。

降脂功效 山药中的多巴胺，具有扩张血管，改善血液循环降低血脂的功能；枸杞子含有胡萝卜素、甜菜碱、铁等，可增加白细胞活性。二者搭配食用不但能降血脂、血压，保护血管免受自由基攻击，而且还能提高机体免疫力。

绿豆大米粥

材料 生石膏、绿豆各20克，大米50克。

做法

1. 绿豆洗净，浸泡；生石膏打碎，加水煎煮，取汁；大米洗净，浸泡。

2. 石膏水中加入绿豆及泡绿豆的水，大火烧煮20分钟后，再加入大米，大火烧沸后，转小火熬煮成粥即可。

降脂功效 绿豆可解百毒，含有降血脂的成分；生石膏清气益胃，有明显的降脂效果。两者同煮利于高血脂的防治。

豆苗蛋汤

材料 豌豆苗200克，鸡蛋1个。

调料 盐、鸡精、葱花、香油各适量。

做法

1. 豌豆苗择洗干净；鸡蛋磕入碗内，搅成蛋液。

2. 锅置火上，加适量清水烧沸，放入豌豆苗和葱花搅拌均匀。

3. 待锅内的汤再次沸腾，淋入鸡蛋液迅速搅成蛋花，用盐、鸡精和香油调味即可。

降脂功效 豌豆苗有解疮毒、降血脂的作用；鸡蛋含有卵磷脂，能使人体胆固醇和脂肪保持悬浮状态，而不在血管壁沉积，并透过血管壁被组织利用，从而有效降低血脂水平。

番茄紫菜汤

材料 番茄250克，鸡蛋1个，紫菜20克，葱花适量。

调料 盐、鸡精、香油各适量。

做法

1. 番茄洗净，切块；鸡蛋磕入碗内，打散；紫菜撕成小片。
2. 锅置火上，加适量清水烧沸，放入番茄块煮熟，淋入蛋液，搅拌成蛋花，待汤再次沸腾，用葱花、盐、鸡精和香油调味，放入紫菜煮沸即可。

降脂功效 番茄含有丰富的番茄红素，鸡蛋含有卵磷脂，能使人体胆固醇和脂肪保持悬浮状态，有效降低血脂水平；搭配上含碘丰富且同样具降脂作用的紫菜，非常适宜高血脂患者常食。

牡蛎萝卜丝汤

材料 白萝卜250克，去壳牡蛎100克，香菜末、葱花、姜丝各适量。

调料 花椒粉、盐、植物油各适量。

做法

1. 白萝卜洗净，切丝；牡蛎洗净备用。
2. 锅内倒植物油烧至七成热，加葱花、姜丝、花椒粉炒香，放入萝卜丝翻炒均匀。
3. 加适量清水煮至萝卜丝八成熟，放入牡蛎肉煮熟，用盐调味，撒上香菜末即可。

降脂功效 萝卜中的维生素C含量比梨、苹果高8～10倍，粗纤维含量也很丰富，能刺激胃肠蠕动，不利于油脂的吸收，具有很强的降血脂功效；牡蛎富含微量元素锌及牛磺酸等，尤其是牛磺酸可以促进胆固醇分解，有助于降低血脂水平。

芹菜爆鳝丝

材料 鳝鱼160克，芹菜、青椒各100克，蒜末、红椒丝各适量。

调料 植物油、盐、味精各适量。

做法

1. 将鳝鱼活杀，去骨，去内脏，切丝；芹菜、青椒分别洗净，切丝。

2. 锅内倒油烧热，放入鳝丝炒散后取出；余油烧热，下入青椒翻炒，把鳝丝、芹菜丝、红椒丝放入锅内炒匀，加盐、味精调味，出锅前放入蒜末翻炒即可。

降脂功效 芹菜味甘性凉，有明显的降血脂功能；黄鳝脂肪中的二十碳五烯酸和二十二碳六烯酸具有降血脂的作用。二者搭配食用，可加强降脂功效。

红薯羹

材料 红薯500克，红枣100克。

调料 冰糖、蜂蜜各适量。

做法

1. 红薯洗净，去皮；红枣洗净，去核，切成碎末。

2. 红薯入锅隔水蒸熟，取出切片。

3. 炒锅置大火上，加适量清水，放冰糖煮至溶化，放入红薯片，煮至汁黏，加入蜂蜜，撒入红枣末搅匀，再煮 5 分钟即可。

降脂功效 红枣含有丰富的维生素和铁元素，有益于血脂的平衡；红薯含有丰富的维生素和淀粉硫酸脂，具有降脂的作用。

大麦豌豆粥

材料 大麦50克，绿豌豆30克。

调料 冰糖、蜂蜜各适量。

做法

1. 将大麦、绿豌豆分别洗净。

2. 将以上材料一同放入锅内，加 500 毫升水，大火煮沸，再转小火熬煮成粥，加冰糖和蜂蜜即可。

降脂功效 大麦含有人体所需的 17 种微量元素，19 种以上氨基酸，富含多种维生素及不饱和脂肪酸、蛋白质和膳食纤维，是降脂的最佳食物；豌豆具有和中下气、降血脂等功效。

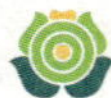

降血脂特效穴位按摩

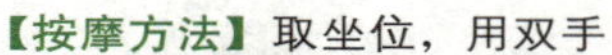

massage.01

按揉丰隆穴

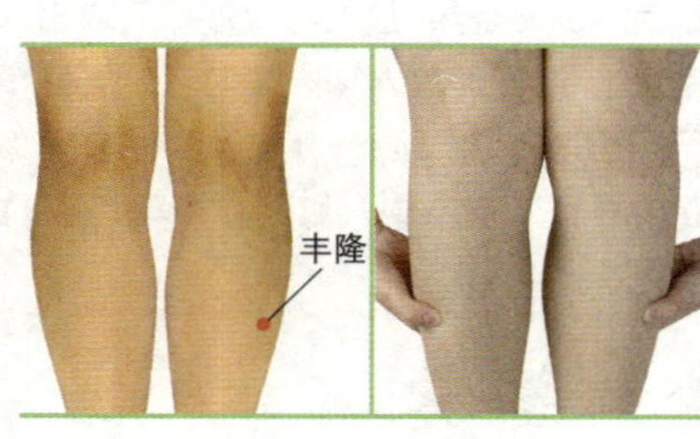

【位置】在小腿前外侧，当外踝尖上 8 寸，距胫骨前缘 2 横指。

【按摩方法】取坐位，用双手拇指指腹顺时针方向按揉同侧丰隆穴 2 分钟，以局部酸胀为度。

【功效】丰隆穴具化痰祛湿、调理脾胃、降低血脂的作用，经常按摩可改善高血脂所致的眩晕、高血压。

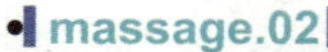

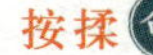按揉命门穴

【位置】后正中线上，第 2 腰椎棘突下凹陷中。

【按摩方法】取立位或坐位，腰微挺，握拳，用一手的掌背或掌指关节有节奏地按揉命门穴，用力要大些，操作 2 分钟。

【功效】强壮腰部肌肉，消除腰背部酸痛，温暖肾阳，促进腰部脂肪燃烧。

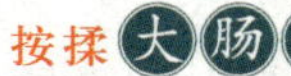

按揉大肠俞

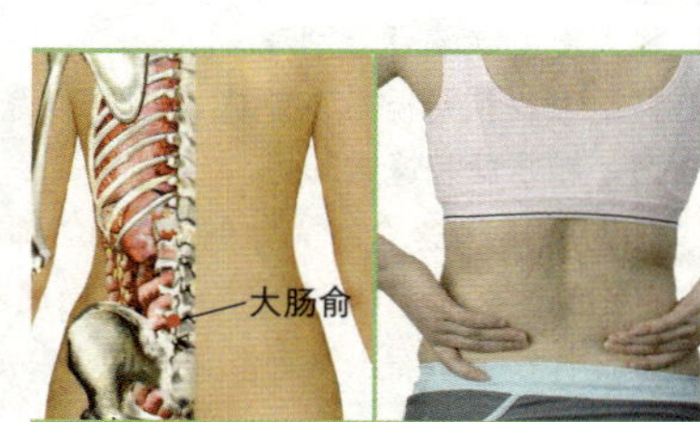

【位置】腰部，离第 4 腰椎下两侧各约 2 横指宽处。

【按摩方法】取坐位或立位，两手叉腰，用中指指腹部用力揉按两侧大肠俞约 2 分钟；或握拳，用食指的掌指关节凸起部点按穴位 1 分钟。以局部有酸胀感为佳。

【功效】治疗便秘、腹痛、腹胀、腹泻、腹鸣、腰背疼痛，还可治疗男子早泄等。

massage.04

按揉解溪穴

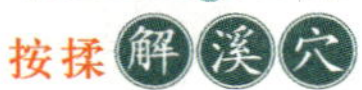

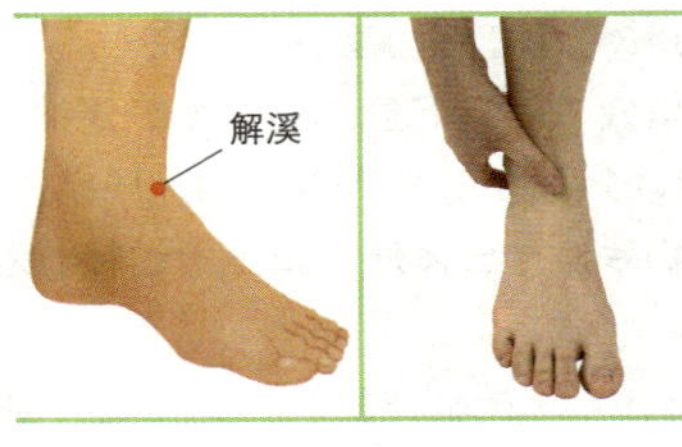

【位置】足背与小腿交界中点。

【按摩方法】取坐位，将小腿放于对侧大腿上，用拇指用力揉按解溪穴 20 ～ 30 次，两足交替进行，以酸胀感为度。

【功效】此穴具有清除胃热的作用，经常按摩此穴对胃热所致的便秘有显著效果，消除便秘症状，从而帮助体内多余的血脂排出体外，同时还对高血脂引起的头痛眩晕、惊悸、下肢麻木等症有不错的缓解作用。

massage.05

点按足三里

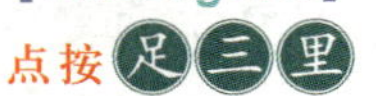

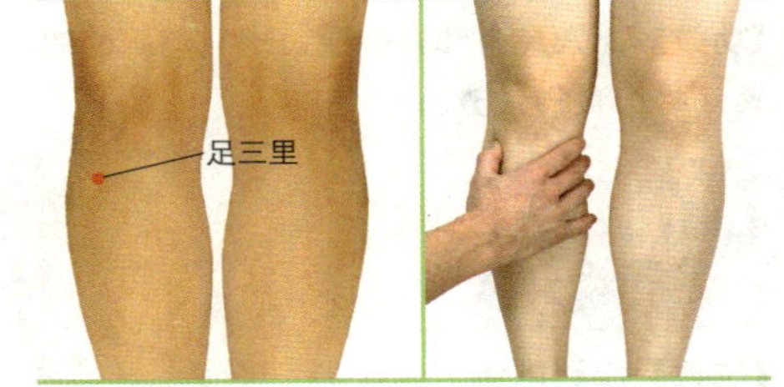

【位置】胫骨外侧，在膝盖下方约 4 横指宽处。

【按摩方法】被按摩者仰卧或膝盖稍屈曲，按摩者用拇指顺时针方向按揉足三里约 2 分钟，然后逆时针方向按揉约 2 分钟，以局部感到酸胀为佳。

【功效】此穴可调节胃肠运动功能，促进胃肠排泄，经常按摩可促进血脂代谢，从而降低体内的血脂量。

massage.06

按揉手三里

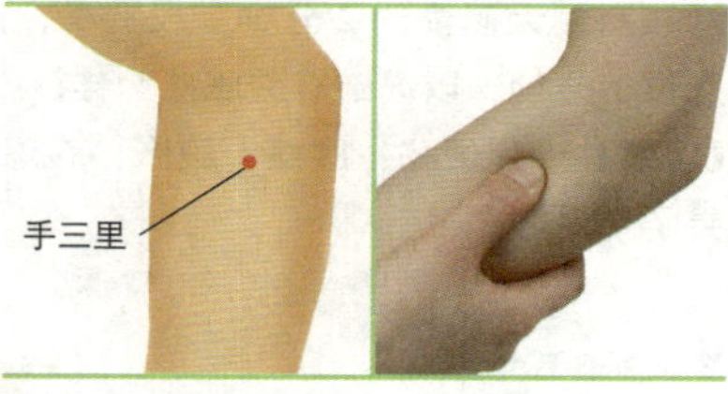

【位置】肘横纹外侧端，曲池下 2 寸。

【按摩方法】前臂稍屈曲，用对侧拇指指腹按于手三里穴，由轻而重向外按揉 2 分钟，以局部有酸胀感为度。

【功效】手三里穴属阳明大肠经，经常按摩可促进大肠蠕动，促进食物残渣排出体外，减少脂肪颗粒混入血液中。

massage.07

点按

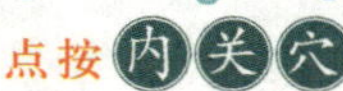

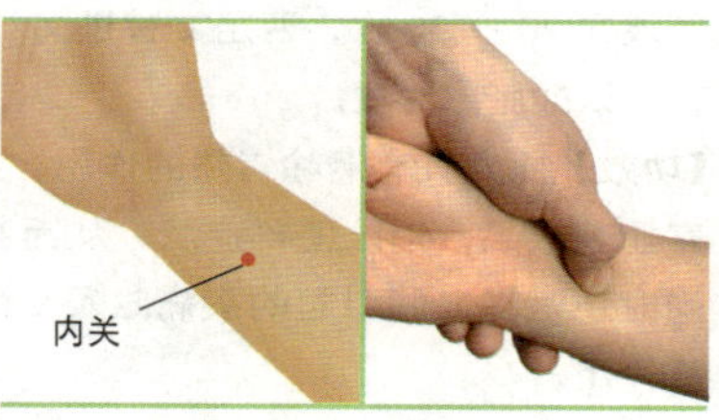

【位置】手臂的内侧中间，腕关节横纹上约 3 横指宽处。

【按摩方法】按摩者在被按摩者一侧，用左手托住其前臂，用拇指点按内关穴 2 分钟，以酸胀感向腕部和手放散为佳。

【功效】此穴具有和胃降逆，理气消胀的功效。经常按摩此穴可帮助胃肠排出食物残渣。

massage.08

按揉

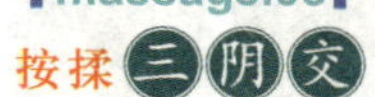

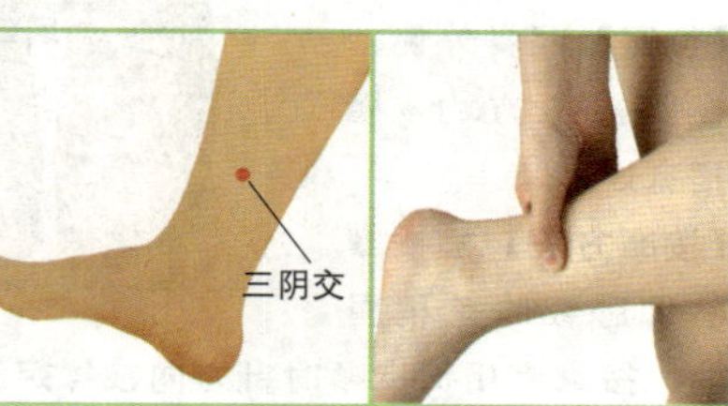

【位置】小腿内侧，内踝尖直上 4 横指，胫骨后缘处。

【按摩方法】取坐位，小腿放于对侧大腿上，用拇指按于三阴交穴，顺时针方向按揉约 2 分钟，以局部有酸胀感为佳。

【功效】经常按摩此穴可疏通经络，促进胃肠排出消化残渣。

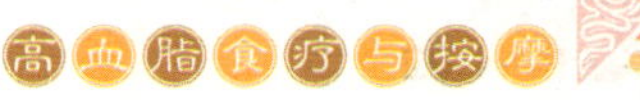

massage.09

按揉太冲穴

【位置】脚背面，第 1、2 脚趾根部结合处后方的凹陷处。

【按摩方法】取坐位，用大拇指或食指点按太冲穴半分钟，再顺时针方向按揉 2 分钟，以局部感到酸胀为佳。

【功效】经常按摩此穴可改善高血脂所致的头胀痛、头晕、偏头痛、月经不调等。

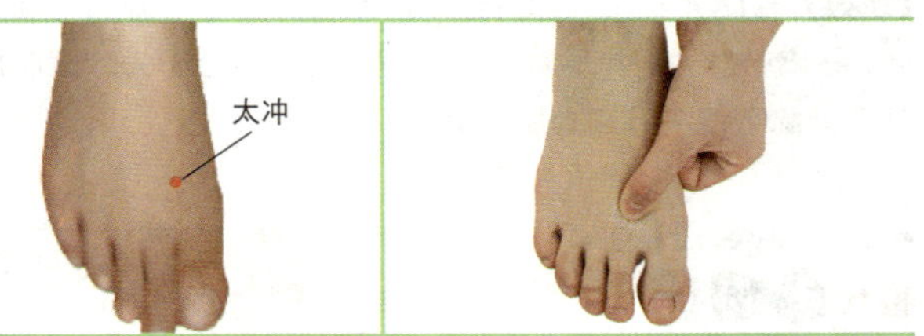

massage.10

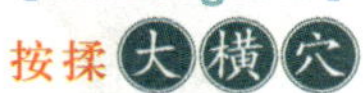

按揉大横穴

【位置】脐中旁开 4 寸 (乳头直下处)。

【按摩方法】取坐位或仰卧位，用双侧拇指点按同侧大横穴半分钟，余四指分别附在两侧腰部，再顺时针方向按揉约 2 分钟，以局部感到酸胀并向整个腹部放散为好。

【功效】经常按摩此穴可改善导致高血脂的一些原发病，如腹部肥胖、便秘等症。

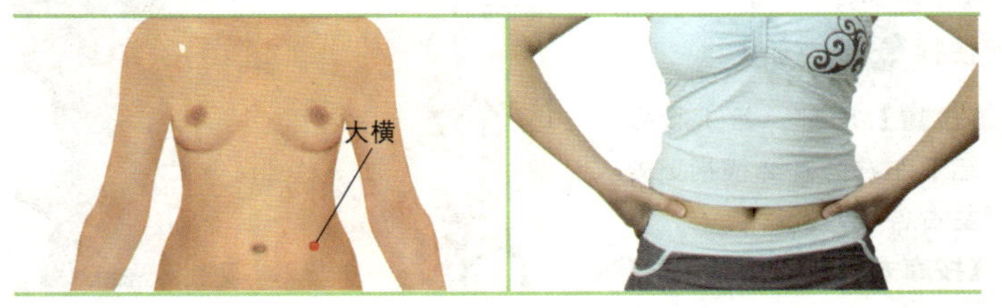

massage.11

按揉带脉穴

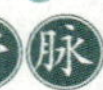

【位置】在第 11 肋骨游离端直下，与肚脐水平处。

【按摩方法】取仰卧位或坐位，两手中指分别按于两侧带脉穴处，顺时针方向按揉 2 分钟，以酸胀为度。

【功效】带脉穴位于人体奇经八脉之带脉上，带脉循行环腰 1 周，因此，按摩带脉穴可消除腰腹部脂肪，特别适合于去除腰腹部的肥胖，从而消除可能导致高血脂的诱因。

massage.12

按揉滑肉门

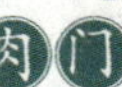

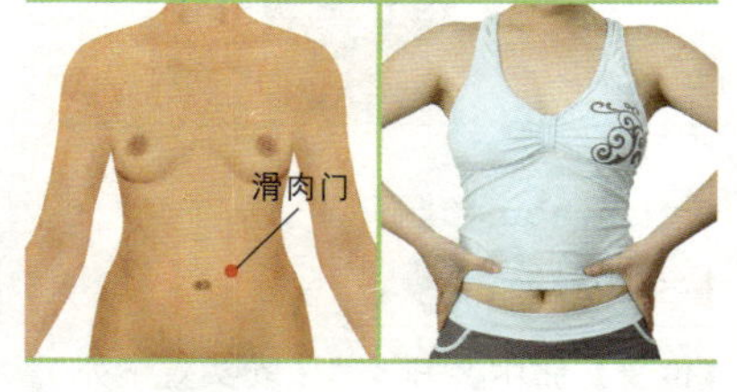

【位置】肚脐上 1 大拇指宽，再往两旁约 3 横指宽处。

【按摩方法】取坐位或仰卧位，用双手拇指或中指按压两侧滑肉门穴半分钟，再顺时针方向按揉 2 分钟，以局部感到酸胀并向整个腹部放散为好。

【功效】经常按摩此穴可消除肚脐周围脂肪，预防肥胖，从而抑制高血脂的发生等。

massage.13

按揉三焦俞

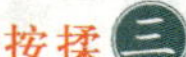

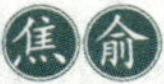

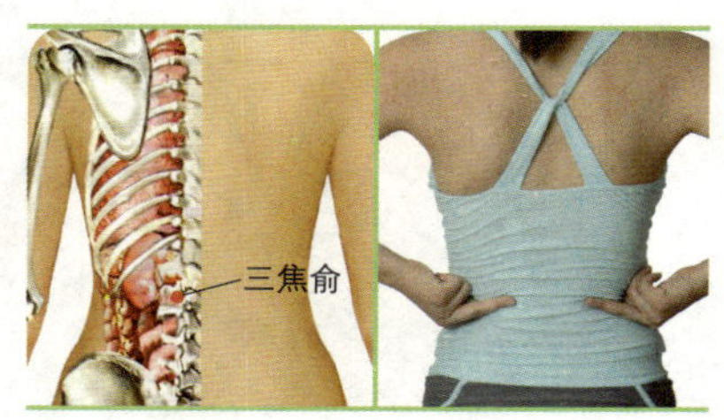

【位置】腰部，第 1 腰椎突起下左右旁开 2 横指宽处，左右各一穴。

【按摩方法】取坐位或立位，

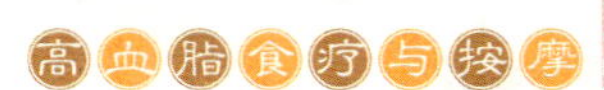

两手中指按于三焦俞穴，用力按揉 30 ～ 50 次；或握空拳揉擦穴位 30 ～ 50 次，擦至局部有热感效佳。

【功效】经常按摩此穴可调节全身能量代谢、消除水肿、纤细腰部，对可能造成高血脂的一些原发病如肥胖、全身水肿等症有显著疗效。

massage.14

按揉肝俞穴

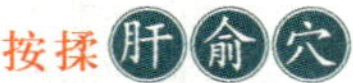

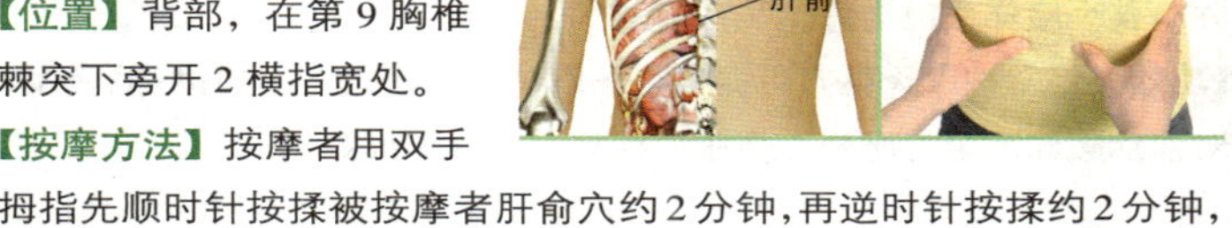

【位置】背部，在第 9 胸椎棘突下旁开 2 横指宽处。

【按摩方法】按摩者用双手拇指先顺时针按揉被按摩者肝俞穴约 2 分钟，再逆时针按揉约 2 分钟，最后点按半分钟，以局部有酸胀感为宜。

【功效】经常按摩肝俞穴可明显降低体内胆固醇量。

massage.15

按揉肾俞穴

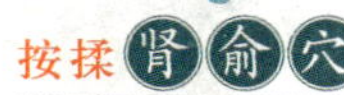

【位置】腰部，第 2 腰椎下旁开 2 横指宽处，左右各一穴。

【按摩方法】取坐位或立位，双手中指按于两侧肾俞穴，用力按揉 30 ～ 50 次；或握空拳揉擦穴位 30 ～ 50 次，擦至局部有热感为佳。

【功效】由于肾俞穴还位于腰部，因此经常按摩此穴可促进小肠运动，增加脂肪代谢，帮助消除导致高血脂的罪魁祸首——腹部或全身肥胖、便秘。

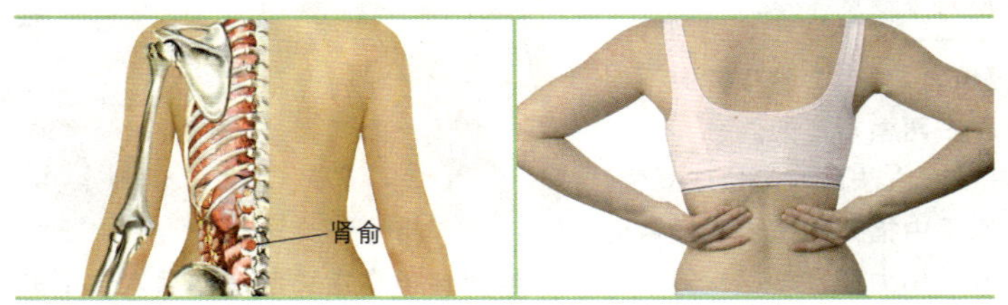

massage.16

按揉天枢穴

【位置】肚脐两侧约 2 横指宽处。

【按摩方法】取坐位或仰卧位，用双手拇指或中指按压同侧天枢穴半分钟，然后顺时针方向按揉 2 分钟，以局部感到酸胀并向整个腹部放散为好。

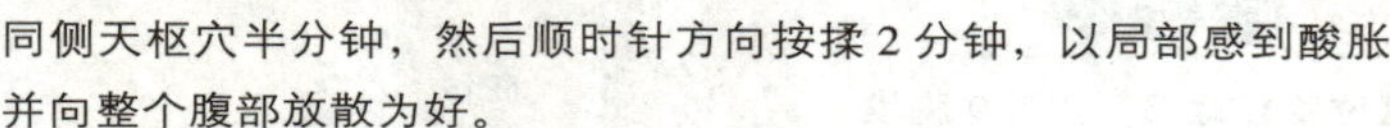

【功效】经常按摩天枢穴可促进小肠蠕动，促进排便，增加脂肪代谢，对治疗腹部或全身肥胖、高脂血症具有很好的疗效。

massage.17

按揉阴陵泉

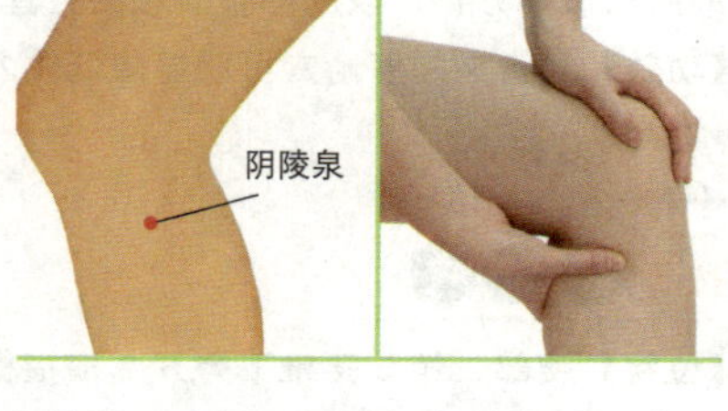

【位置】膝盖内下侧，胫骨内侧突起的下缘凹陷中。

【按摩方法】取坐位，用拇指指腹按在阴陵泉穴处，余四指搭在小腿内侧，顺时针方向按揉 2 分钟，以局部有酸胀感为度。

【功效】经常按摩阴陵泉可促进水分及脂质代谢，对改善肥胖、眼面或全身水肿、高脂血症均有很好的效果。

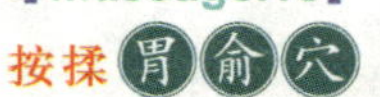

massage.18

按揉胃俞穴

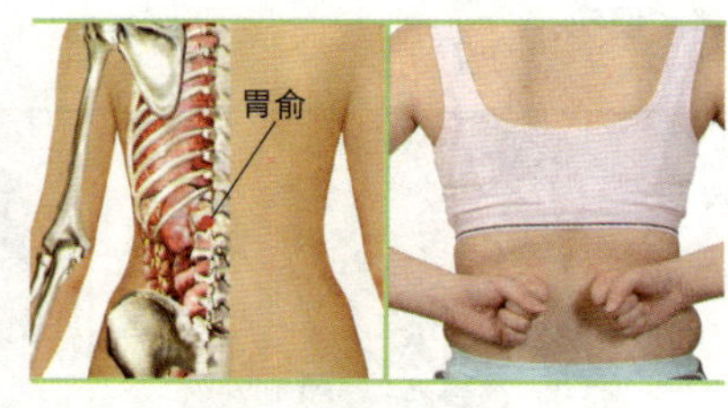

【位置】第 12 胸椎棘突下，左右两横指宽处。

【按摩方法】取坐位或立位，双手中指分别按于两侧胃俞穴，用力按揉 30 ~ 50 次；或握拳用食指掌指关节突按揉穴位；或握空拳揉擦穴位 30 ～ 50 次，擦至局部有热感效佳。

【功效】经常按摩胃俞穴可增强胃脏的功能，促进消化吸收，促进血脂代谢。

massage.19

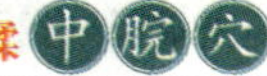

按揉中脘穴

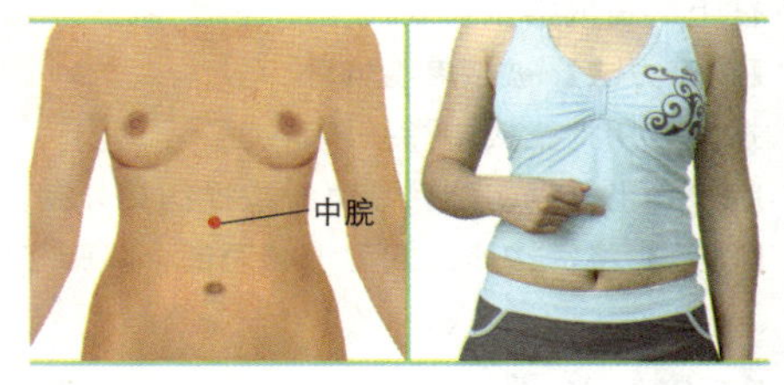

【位置】胸骨下端和肚脐连接线中点处。

【按摩方法】取坐位或仰卧位，用食指或中指向下按压中脘穴半分钟，然后顺时针方向按揉约 2 分钟，以局部有酸胀感为佳。

【功效】经常按摩中脘穴可改善肠道蠕动，改善便秘，促进体内废物排泄，减少体内的血脂水平。

massage.20

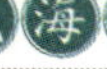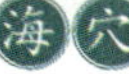

按揉气海穴

【位置】肚脐下约 2 横指宽处。

【按摩方法】中指指端放于气海穴，顺时针方向按揉 2 分钟，揉至发热时疗效佳。

【功效】经常按摩气海穴可促进肠道通便，促进机体排毒，具有很好的降血脂作用。

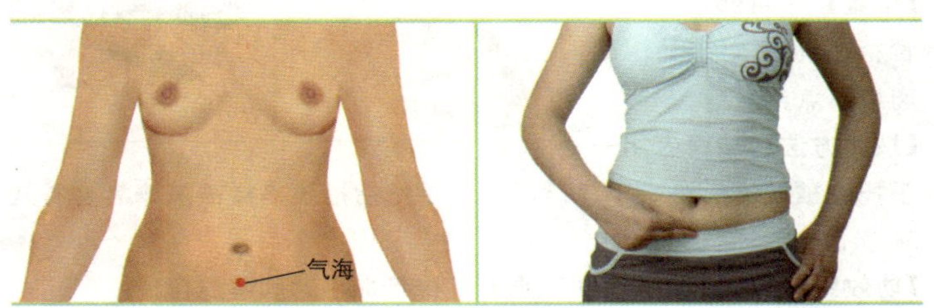

massage.21

按揉下脘穴

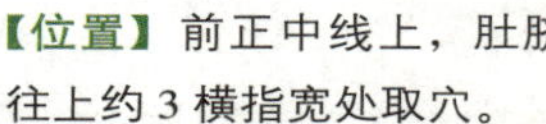

【位置】前正中线上，肚脐往上约 3 横指宽处取穴。

【按摩方法】被按摩者仰卧，按摩者用拇指或中指按压下脘穴约半分钟，然后顺时针按揉约 2 分钟，以局部感到酸胀为佳。

【功效】经常按摩此穴可调腑通便，降脂降压效果显著。

massage.22

按揉阳池穴

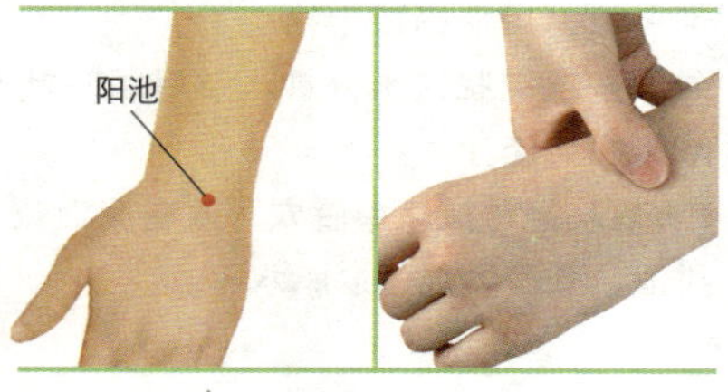

【位置】腕背横纹中点。

【按摩方法】前臂半屈，用健侧手拇指螺纹面按在患侧阳池穴，顺时针方向按揉 3 分钟，手法宜深沉用力，以局部有酸胀感，并有向手掌和手指放射性麻木感为佳。

【功效】经常按摩此穴可促进血液循环，促进机体新陈代谢，降低血脂。

massage.23

掐揉合谷穴

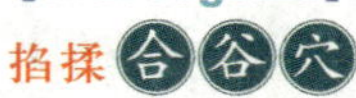

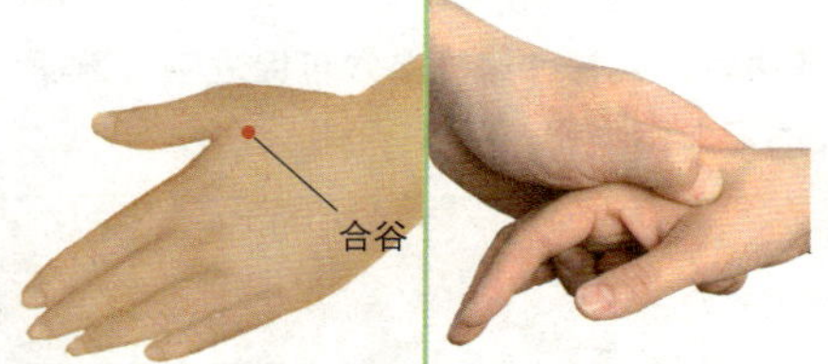

【位置】手背部，拇指与食指的根部交接处，肌肉最高点。

【按摩方法】按摩者用一手托住被按摩者一手手掌，用另一手拇指指腹掐揉被按摩者合谷穴 30 次。

【功效】经常按摩此穴可扩张血管，降低血中胆固醇的含量。

massage.24

按揉公孙穴

【位置】在足内侧缘，当第一跖骨基底部的前下方。

【按摩方法】取坐位，用拇指指端顺时针方向按揉公孙穴 2 分钟，再点按半分钟，以局部酸胀为度。

【功效】经常按摩此穴可促进胃肠排空，排出体内多余的废物，降低血脂。

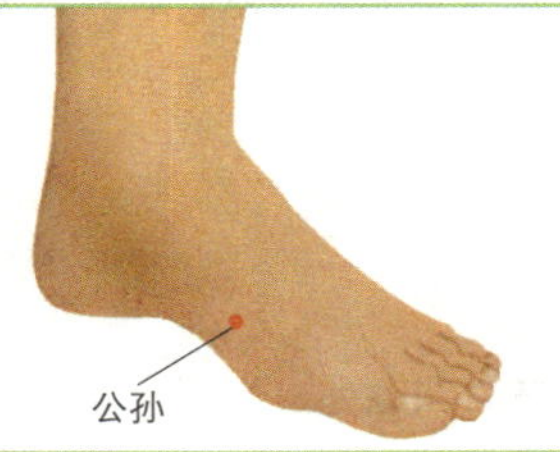

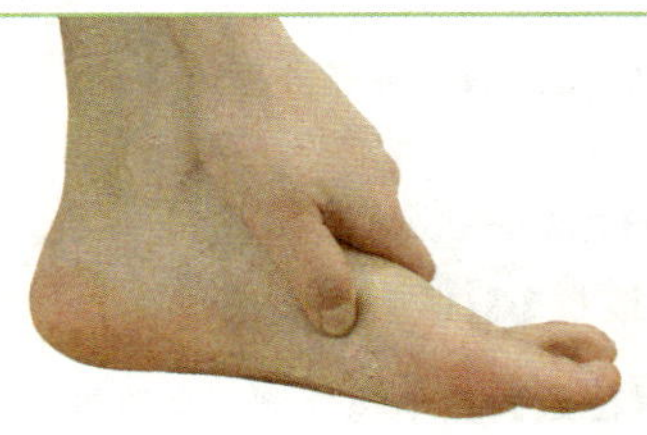

massage.25

按揉地机穴

【位置】在小腿内侧，当内踝尖与阴陵泉的连线上，阴陵泉下 3 寸。

【按摩方法】将双手拇指指端分别按于同侧地机穴上，由轻到重，每穴按揉 2 分钟，然后用力按住穴位不动，持续半分钟。

【功效】经常按摩地机穴可以增强整个肠胃的运化功能，帮助排除肠胃内的食物残渣，减少肠胃对油脂的吸收。

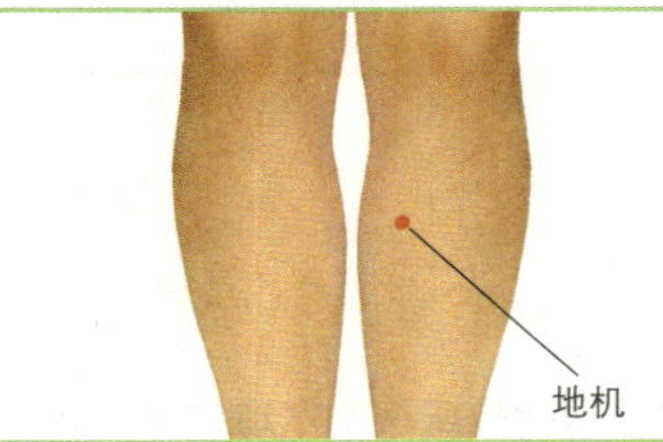

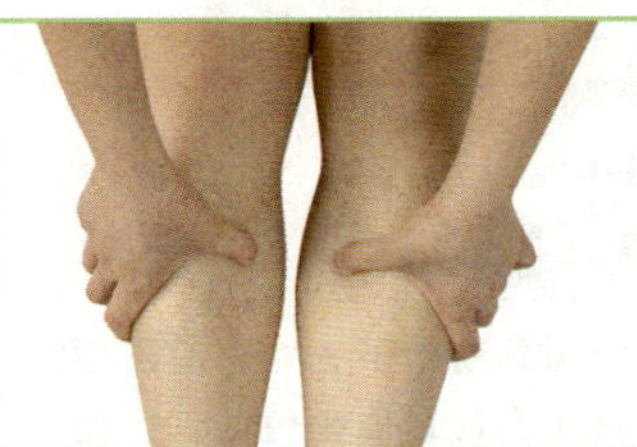

massage.26

掐按少泽穴

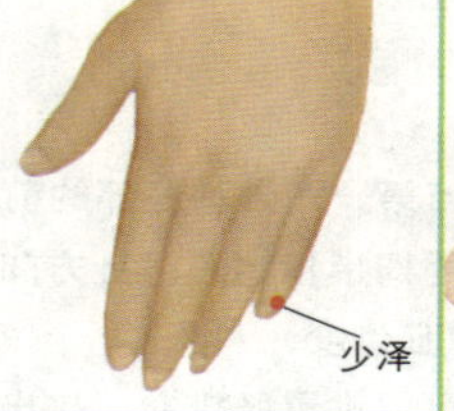

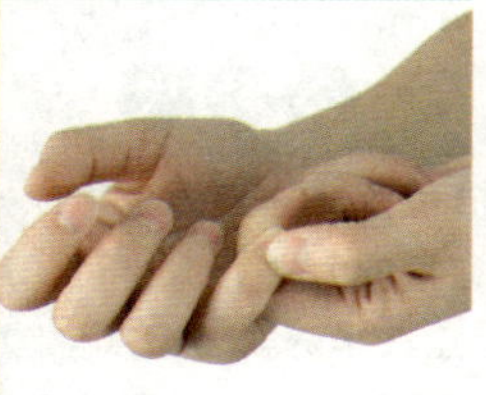

【位置】在小指外侧指甲角根部。

【按摩方法】用拇指指甲掐按少泽穴约 20 秒，然后松开 3 秒，反复操作 10 次即可。

【功效】治疗乳房胀痛、乳汁少等乳房疾病非常有效，还可治头痛、昏迷、咽喉肿痛、高热等病。

massage.27

按揉阳陵泉

【位置】在小腿外侧，当腓骨小头前下方凹陷处。

【按摩方法】取坐位，用拇指指端按于患侧阳陵泉穴，其余 4 指附于小腿后侧，向外揉按 2 ～ 3 分钟。

【功效】经常按摩此穴可清利肝胆，舒筋活络，具有很好的降血脂作用。

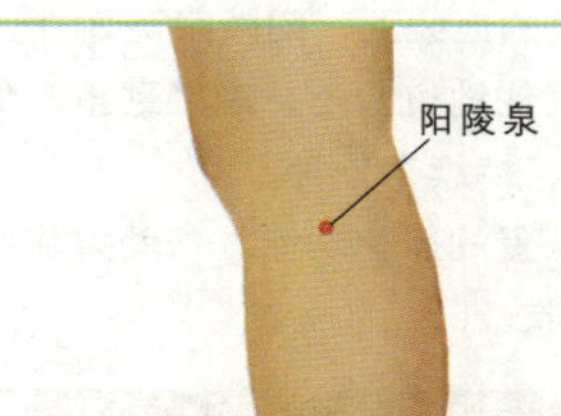

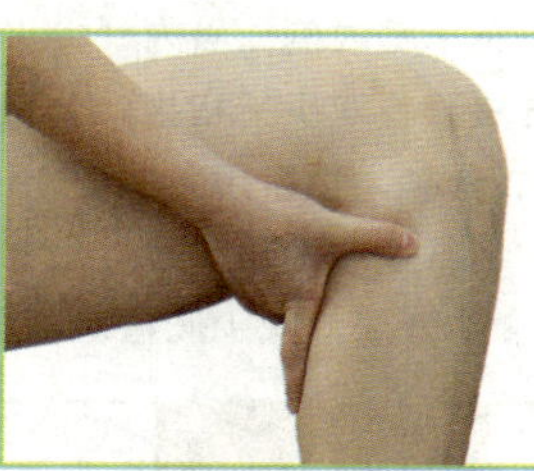

massage.28

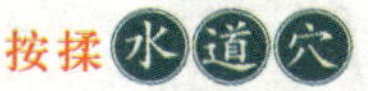

按揉水道穴

【位置】脐中下 3 寸，前正中线旁开 2 寸。

【按摩方法】取坐位或仰卧位，用双手拇指按压两侧水道穴半分钟，

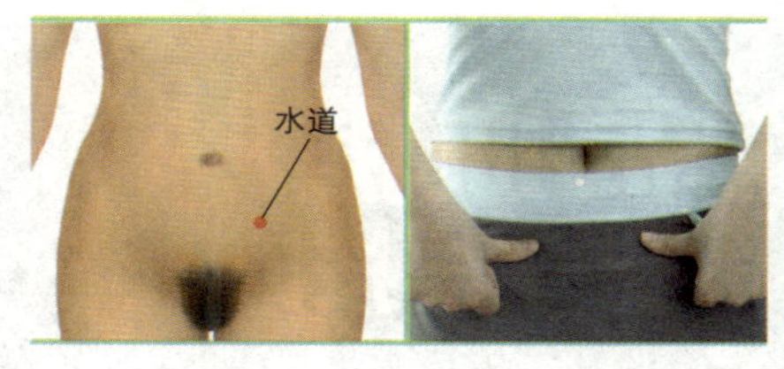

再顺时针方向按揉2分钟，以局部感到酸胀并向整个腹部放散为好。

【功效】经常按摩此穴可改善小腹胀满、小便不利等水液输布排泄失常性疾患，同时还能促进排便，促进体内脂肪代谢。

massage.29

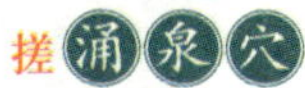

搓涌泉穴

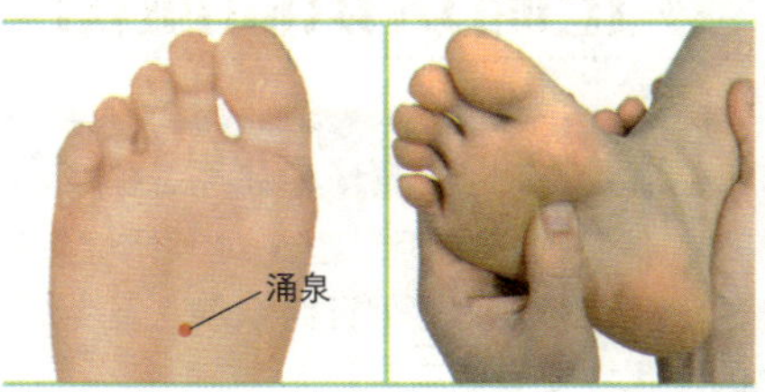

【位置】将脚底弓起，脚掌前中1/3凹陷处。

【按摩方法】被按摩者先以温水泡脚后仰卧，按摩者用双手握脚，用大拇指从足跟向足尖搓涌泉穴约1分钟，然后按揉约1分钟，以局部有酸胀感为佳。

【功效】经常按摩此穴可改善脏腑功能，调节体内脂肪代谢，迅速消除体内多余脂肪，排除体内久积的毒素，达到降低脂肪的效果。

massage.30

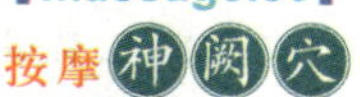

按摩神阙穴

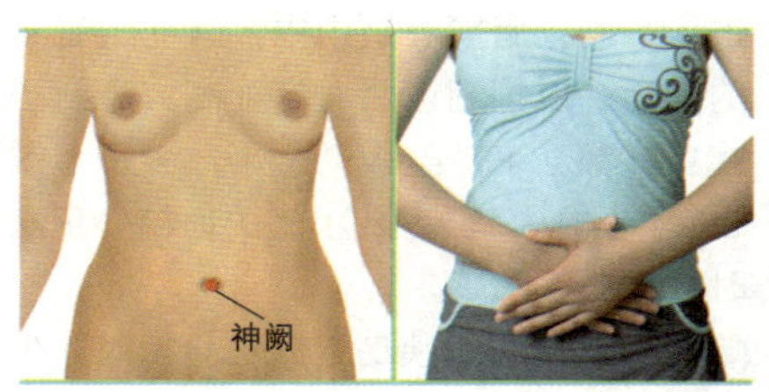

【位置】肚脐中央就是神阙穴。

【按摩方法】以右手掌心置于神阙穴上，以脐为中心，做顺时针方向旋转按摩2～3分钟，手法宜轻柔而缓慢，以腹部有热感为度，在饭后1小时施行按摩为佳。

【功效】经常按摩此穴可改善体内脂肪代谢，促进脂肪分解，降低体内脂质。

高血糖食疗与按摩

正确认识高血糖

正常人血糖一天的变化特点

保持血糖的相对恒定对人体健康极为有益，维持组织细胞内的糖代谢正常，可保证组织器官及生命活动的正常运作。血糖一天的变化主要有以下特点：

餐后 1 小时血糖会明显升高，一般高达 7.8 ~ 8.9 毫摩尔每升，最高不超过 10.0 毫摩尔每升。导致此种情况出现的原因是：饭后肠道对葡萄糖的吸收量逐渐增多，从而导致血糖升高，胰岛 B 细胞在高血糖的刺激下会增加胰岛素的分泌，利用胰岛素来抑制肝糖原的分解，以减少糖原异生，促进葡萄糖转变为肝糖原，进入肌肉、脂肪等组织中，从而阻断了血糖的来源，加速了血糖的利用，以抑制饭后血糖升高。等到了饭后 2 小时，血糖和血浆胰岛素都会下降至饭前水平。由于大多数人都是一日三餐，那么在 24 小时内就有 18 小时的血糖处于空腹水平状态，而其余 6 小时就会血糖升高。

由于空腹时胰岛素分泌会相对减少，而胰升糖素分泌则会相应增加，以促进肝糖原分解，增加血糖量，同时增加了生长激素的分泌，抑制各组织细胞对血糖的利用。

低血糖一般不会在正常人空腹时出现，常维持在正常范围内，即在 3.9 ~ 6.1 毫摩尔每升。以保证大脑获得充分的血糖供应。

如何判定高血糖

掌握糖尿病的诊断标准很重要，便于监测自己的血糖，观察治疗效果，及时调整治疗方案，预防或延缓并发症的发生。

糖尿病的诊断标准，见下表：

项目	静脉血糖	
	空腹（毫摩尔每升）	（口服葡萄糖75克）餐后2小时（毫摩尔每升）
正常人	<6.1	<7.8
糖尿病	≥7.0	≥11.1（或随机血糖）
糖耐量减退（IGT）	<7.0	7.8～11.1
空腹血糖调节受损（IFG）	6.1～7.0	<7.8

注："随机血糖"表示任何时候，不考虑距上一餐的时间抽取的血糖，若无典型症状，应在不同日期再测一次，均超过上表标准，方可诊断为糖尿病。

高血糖的发病原因

◆饮食习惯不恰当。

◆胰岛素分泌不足。

◆情绪波动较大。

◆睡眠不足。

◆运动量不足。

◆摄取含糖食物过多。

◆过度肥胖。

◆压力过重。

◆饮酒。

◆服用能升高血糖的药，如强的松、地塞米松、止咳糖浆等，或服用升血糖激素药物，如胰升糖素、糖皮质激素、肾上腺素、甲状腺素等。

◆外伤导致应激性血糖增高，如脑血管意外、颅脑外伤、急性心肌梗死等。

◆妊娠时胰岛功能发生异常，导致糖耐量减低。

哪些人易得高血糖

◆有糖尿病家族史的，如父母患糖尿病，其子女就携带糖尿病基因，就有发生糖尿病的可能。

◆长期饮食摄入的总能量超过消耗量，体重超重或肥胖者，尤其腹部肥胖者。

◆女性有分娩巨大胎儿史或怀孕期间患糖尿病者。

◆患过妊娠并发症的人，如多次流产、妊娠中毒、胎死宫内、死产等。

◆患高血压、高脂血症长期未良好控制者。

◆出生体重过低或过大者。

◆更年期妇女。

◆长期工作负担重或精神紧张、情绪不稳定者。

◆年龄超过 40 岁的人。

◆工作以坐着为主的人。

◆不明原因导致体重减轻而食欲却正常的人。尤其是原来体胖，但近期体重减轻，并伴有乏力的人。

◆会阴部瘙痒、视力减退、重复皮肤感染及下肢疼痛或感觉异常而找不到原因者。

◆肢体溃疡持久不愈的人。

◆有反应性低血糖的人。

◆长期使用一些影响糖代谢药物者，如糖皮质激素、利尿药等。

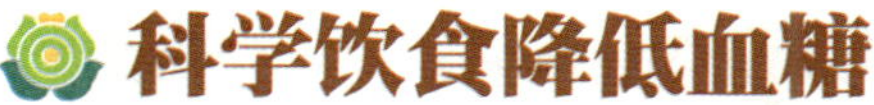

科学饮食降低血糖

认识糖类

糖就是人们平常所说的糖类，因为它是由碳、氢、氧三种元素组成的，所以也将其称之为碳水化合物，糖类饮食摄入适当可改善糖耐量，也不增加胰岛素供给，还可提高胰岛素敏感性。但糖类不宜太多，过多可使血糖升高而增加胰岛素负担。糖类太少，易引起脂肪过度分解，会导致酮症酸中毒。

应严格控制糖类食物的摄取量

一般每天宜供给 250 克左右的食物，以主食计，轻体力劳动者每天 200 ~ 300 克，中等体力劳动者为 300 ~ 400 克，个别重体力劳动者为 400 ~ 500 克。

高血糖病人糖类的摄取对质量要求严格

◆食物中糖类组成不同，血糖升高指数不同。杂粮面的血糖指数均低于大米、白面，说明粗粮升高血糖速度低于细粮，平时应该适当多吃粗粮。

◆糖尿病饮食中糖类最好全部来自复合糖类，尽量不用单糖或双糖来补充。应严格限制蜂蜜、蔗糖、麦芽糖、果糖等纯糖制品，甜点心、水果尽量不用。

◆如一定要吃甜食，可用甜叶菊、木糖醇、阿斯巴甜等甜味剂代替蔗糖。

◆如食用水果，应减掉部分主食，时间要妥善安排，最好放在两餐之间。

含糖类丰富的食物

食物名称		糖类含量（%）
纯糖	葡萄糖粉、麦芽糖、蜂蜜、红糖、白糖、砂糖	80～90
谷类及其制品	大米、面粉、小米、玉米面等	70～80
干豆类	黄豆、绿豆、小豆等	20～64
根茎类	芋头、山药、土豆	10～20
坚果类	栗子、花生、核桃	12～40
干粉条		96
藕粉		87.5
团粉		86.6
麦乳精		73.5

专家推荐对症食疗方

▶素杂拌

材料 黄瓜、洋葱各100克，紫甘蓝150克。

调料 盐、鸡精、香油各适量。

做法

1. 黄瓜洗净，去蒂，切丝；洋葱去老皮，去蒂，洗净，切丝；紫甘蓝择洗干净，切丝。

2. 取盘，放入黄瓜丝、洋葱丝和紫甘蓝丝，用盐、鸡精和香油调味即可。

降糖功效 黄瓜性凉，可抑制糖类转化为脂肪，从而防治高血糖；紫甘蓝有丰富的花青素苷和纤维素等，可起到调节血糖的作用；洋葱所含的S－甲基半胱氨酸亚砜具有降血糖作用，含有的磺脲丁酸，通过促进细胞对糖的利用而起到降糖的作用。

菠菜拌胡萝卜

材料 菠菜150克，胡萝卜100克，葱花适量。

调料 盐、鸡精、香油各适量。

做法

1. 菠菜择洗干净，入沸水中焯30秒，捞出，凉凉，沥干水分，切段；胡萝卜洗净，切丝，入沸水中焯熟，凉凉。
2. 取盘，放入菠菜段和胡萝卜丝，用盐、鸡精、葱花和香油调味即可。

降糖功效 菠菜叶中含有一种类胰岛素样物质，其作用与胰岛素非常相似，能使血糖保持稳定；胡萝卜含有磷、铁、维生素 B_2、烟酸等，对维持血糖有益。

三丝黄瓜

材料 黄瓜300克，绿豆芽50克，鲜香菇20克。

调料 盐、鸡精、香油各适量。

做法

1. 黄瓜洗净，去蒂，切成丝；绿豆芽择洗干净；香菇去蒂，洗净，切丝。绿豆芽和香菇丝分别入沸水中焯透，捞出，沥干水分。
2. 取盘，放入黄瓜丝、绿豆芽和香菇丝，用盐、鸡精和香油调味即可。

降糖功效 黄瓜性凉，可抑制糖类转化为脂肪，从而防治高血糖；绿豆芽血糖指数较低；香菇含有丰富的维生素 B_{12}，有利于维持血糖平衡。

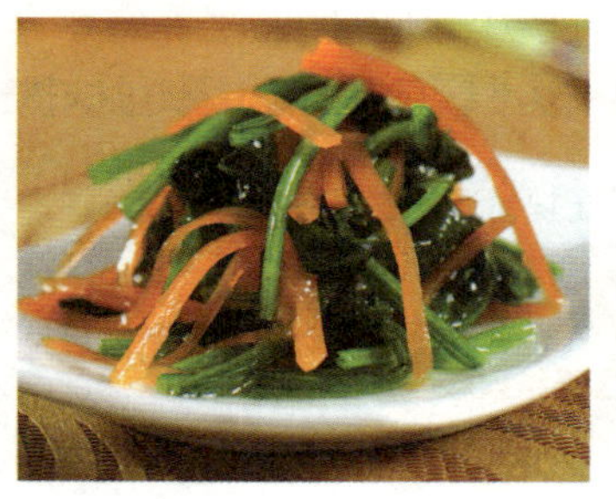

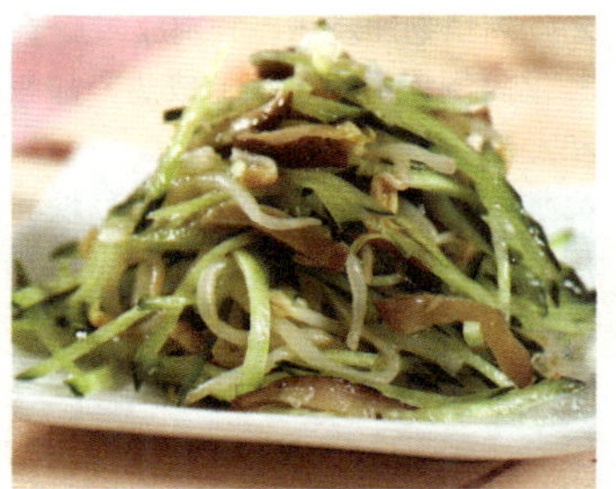

▶炝拌芹菜腐竹

材料 芹菜100克，腐竹80克，葱花适量。

调料 花椒粉、盐、鸡精、植物油各适量。

做法

1. 腐竹泡发，洗净，切菱形段，入沸水中焯 30 秒，捞出，凉凉，沥干水分；芹菜择洗干净，切菱形段，入沸水中焯透，捞出，凉凉，沥干水分；取一只盘，放入腐竹段、芹菜段、盐和鸡精搅拌均匀。
2. 炒锅置火上，倒入适量植物油，待油温烧至七成热，加葱花和花椒粉炒出香味，关火。
3. 将炒锅内的油连同葱花和花椒粉一同淋在腐竹段和芹菜段上，拌匀即可。

降糖功效 腐竹属于低糖食物；芹菜的叶、茎含有挥发性物质，有降血糖作用。二者搭配食用，可显著降低体内的血糖水平。

▶地三鲜

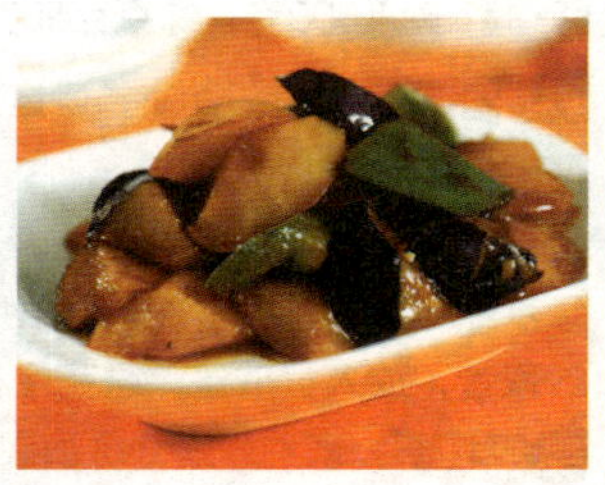

材料 紫色长茄子150克，土豆50克，青椒40克，葱花、蒜末各适量。

调料 花椒粉、盐、酱油、鸡精、植物油各适量。

做法

1. 茄子去蒂，洗净；青椒洗净，去蒂、子；土豆去皮，洗净；将茄子、青椒、土豆均切成滚刀块。
2. 锅内植物油烧热，分别放入茄子块和土豆块略炸，捞出沥油。
3. 锅内倒植物油烧至七成热，加葱花、蒜末和花椒粉炒香，放入茄子块和土豆块翻炒均匀。
4. 加酱油和适量清水烧至土豆块和茄子块熟透，放入青椒翻炒 2 分钟，用盐和鸡精调味即可。

降糖功效 茄子性凉，对高血糖及其并发症有较好的抑制作用；青椒富含维生素 C，可辅助调节血糖；土豆含纤维素较多，可减缓糖吸收速度。三者搭配在一起，有助于控制血糖。

黄瓜拌海蜇

材料 黄瓜250克，海蜇皮50克，葱花、蒜末各适量。

调料 花椒粉、盐、鸡精、植物油各适量。

做法

1. 海蜇皮用清水浸泡去盐分，洗净，切丝；黄瓜洗净，去蒂，切条；取盘，放入海蜇丝和黄瓜条，加蒜末、盐和鸡精拌匀。
2. 炒锅置火上，倒入适量植物油，待油烧至七成热，加葱花和花椒粉炒出香味，关火。
3. 将炒锅内的油连同葱花和花椒粉一同淋在海蜇丝和黄瓜条上拌匀即可。

降糖功效 黄瓜含糖量低，水分含量较高，能利水消肿，去掉过剩堆积的体脂；海蜇可软化血管，保护血管不被自由基攻击。二者搭配食用，对肥胖型糖尿病患者有良好的治疗辅助作用。

芹菜拌鱿鱼

材料 芹菜150克，鲜鱿鱼片100克。

调料 盐、鸡精、香油各适量。

做法

1. 芹菜择洗干净，切段；鱿鱼洗净，切丝；芹菜段和鱿鱼丝分别入沸水中焯熟，捞出，沥干水分，凉凉。
2. 取盘，放入芹菜段和鱿鱼丝，用盐、鸡精和香油调味即可。

降糖功效 鱿鱼性平，含有多种氨基酸，有控制血糖的功效；芹菜的叶、茎含有挥发性物质，中和尿酸及体内的酸性物质，有降血糖作用。

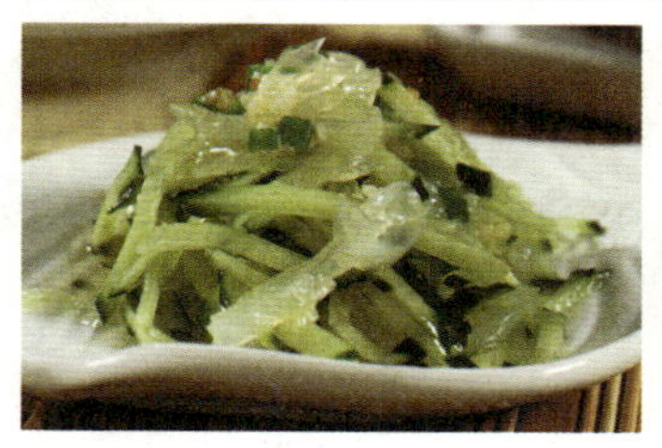

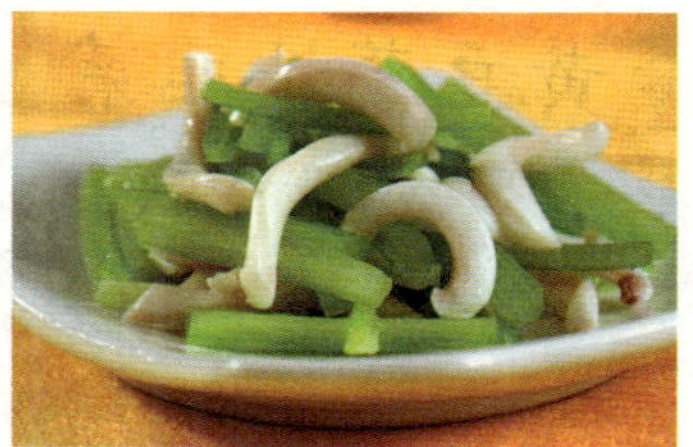

▶咖喱魔芋豌豆

材料 豌豆粒100克，魔芋200克，洋葱50克，姜、蒜各适量。

调料 咖喱粉、盐、味精、植物油、鸡汤各适量。

做法

1. 豌豆粒洗净，用水煮酥软；魔芋洗净，切块，焯水；洋葱、姜、蒜洗净，切成细末。
2. 将锅烧热，倒入植物油，加洋葱末、姜末、蒜末煸炒，再加咖喱粉煸炒片刻，倒入豌豆粒、魔芋块大火快炒，加少许鸡汤、盐、味精拌匀即可。

降糖功效 豌豆属于低糖食物，对维持血糖有益；魔芋含纤维素较高，能延长食物在胃内的滞留时间，还能在肠壁形成保护膜，从而有效地抑制人体内血糖值及尿糖值上升。

▶一品萝卜丝

材料 嫩白萝卜300克，枸杞子、豌豆粒、玉米粒各10克，生姜5克。

调料 盐、味精、白糖、植物油、熟鸡油、清汤各适量。

做法

1. 嫩白萝卜去皮，洗净，切成丝；枸杞子泡透洗净；生姜去皮切成丝。
2. 锅置火上加水，待水沸时，投入白萝卜丝，用大火煮熟，捞起入凉水冲透。
3. 另起锅倒植物油，放入姜丝，加清汤烧沸，下入枸杞子、豌豆粒、玉米粒、白萝卜丝，调入盐、味精、白糖，煮至入味，淋入熟鸡油即可。

降糖功效 萝卜中还含有很多能帮助消化的糖化酶，有利于控制血糖，加入枸杞子、豌豆等低糖食物能起到控糖降糖、均衡营养的功效。

▶黄豆芽炒韭菜

材料 黄豆芽、韭菜各200克。

调料 盐、醋、味精、植物油各适量。

做法

1. 黄豆芽择洗净；韭菜择洗净，切段。

2. 锅内倒植物油烧热，下黄豆芽炒透，放入韭菜段翻炒，用盐、味精调味后，放醋略翻炒即可。

降糖功效 黄豆芽和韭菜均属于低糖食物，二者搭配食用，不仅能减少糖的摄取量，而且还有利于餐后血糖的控制。

丝瓜炒番茄

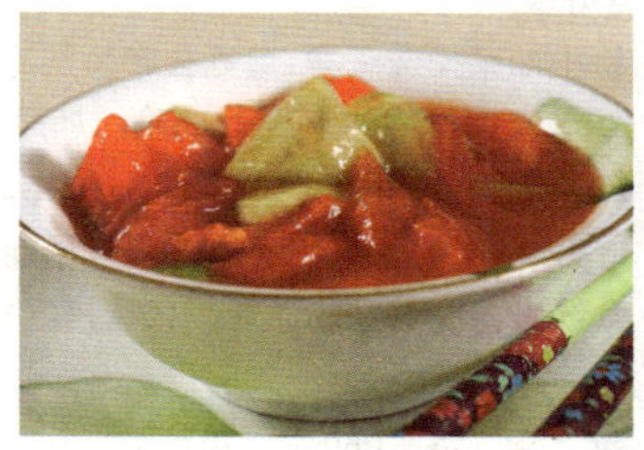

材料 丝瓜250克，番茄150克，葱花适量。

调料 花椒粉、盐、鸡精、植物油各适量。

做法

1. 丝瓜去皮和蒂，洗净，切滚刀块；番茄洗净，去蒂，切块。
2. 锅内倒植物油烧至七成热，加葱花和花椒粉炒出香味，放入丝瓜块和番茄块炒熟，用盐和鸡精调味即可。

降糖功效 番茄含有丰富的番茄红素，属于低糖食物；丝瓜所含的膳食纤维，能够延缓胃肠排空，减少肠胃对糖的吸收量，对控制血糖十分有利。

素炒小白菜

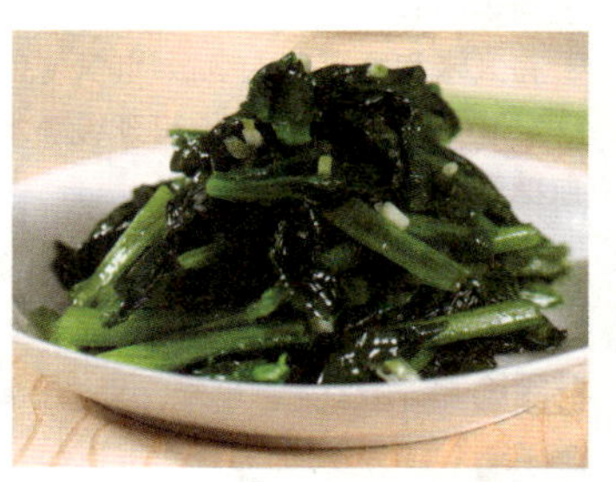

材料 小白菜250克，葱花适量。

调料 花椒粉、水淀粉、蒜末、盐、鸡精、植物油各适量。

做法

1. 小白菜择洗干净，切段。
2. 锅内倒植物油烧至七成热，放入葱花、蒜末、花椒粉炒香，倒入小白菜翻炒至熟，用盐和鸡精调味，用水淀粉勾芡即可。

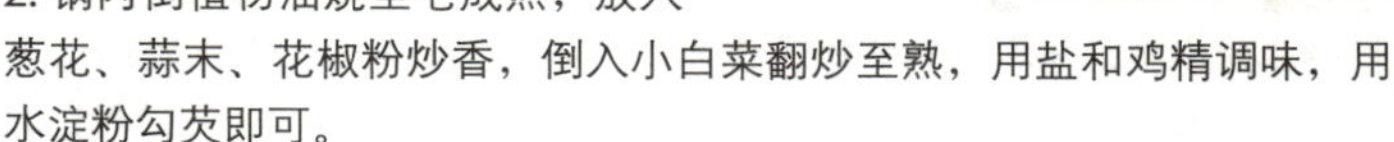

降糖功效 小白菜富含膳食纤维，能有效降低肠胃对葡萄糖的吸收，同时所含的硒元素等，可以保护、修复胰岛细胞免受损害，维持正常的分泌胰岛素的功能。

鲜蘑油菜

材料 小油菜200克，鲜蘑菇100克。

调料 葱花、花椒粉、水淀粉、盐、鸡精、植物油各适量。

做法

1. 小油菜择洗干净；蘑菇去蒂，洗净，撕成小片，入沸水中焯软，捞出。
2. 锅内倒植物油烧至七成热，加葱花和花椒粉炒香，放入油菜和蘑菇翻炒 4 分钟，用盐和鸡精调味，用水淀粉勾薄芡收汁即可。

降糖功效 蘑菇所含的香菇多糖能有效控制胰岛素的分泌；油菜富含膳食纤维，能够宽肠通便。二者搭配食用，是不错的降糖佳品。

绿豆饭

材料 大米60克，绿豆15克。

做法

1. 绿豆挑去杂质，洗净，用清水浸泡 6 小时；大米淘洗干净，用清水浸泡半小时。
2. 将大米和绿豆倒入电饭锅内，加适量清水蒸熟即可。

降糖功效 绿豆性寒，可延缓碳水化合物的吸收，从而具有良好的延缓血糖升高的作用。

五彩米饭

材料 糯米100克，小米、黑米、绿豆、红豆各25克。

做法

1. 糯米、小米、黑米、绿豆和红豆淘洗干净，分别用清水浸泡 6 小时。
2. 将泡好的各种米和豆放入电饭锅内，加适量水蒸熟即可。

降糖功效 糯米含有大量的膳食纤维，能够润肠通便，减少胃肠对糖的吸收，有益于餐后血糖的控制；红豆属低糖食物，搭配上性寒凉的绿豆，使本品具有良好的延缓血糖升高的功效。

清炒紫甘蓝

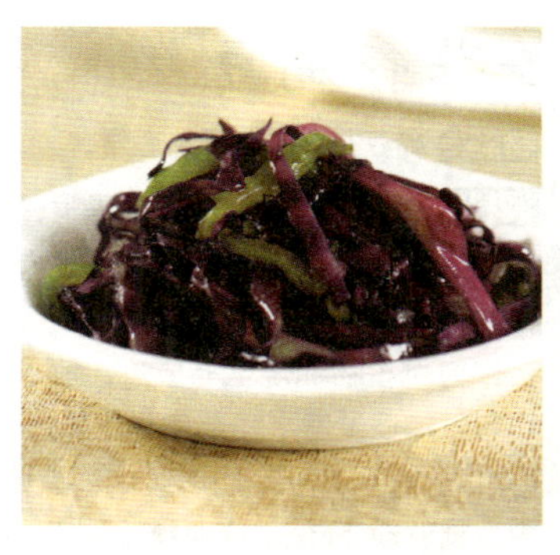

材料 紫甘蓝300克，青椒1个。

调料 盐、味精、植物油各适量。

做法

1. 紫甘蓝洗净，切丝；青椒洗净，去蒂、子，切丝。
2. 锅内倒植物油烧热，下紫甘蓝丝煸炒透，加青椒丝略炒，用盐、味精调味即可。

降糖功效 紫甘蓝有丰富的花青素苷和纤维素等，能有效降低肠胃对葡萄糖的吸收，进而降低血糖，有效控制糖尿病的病情。

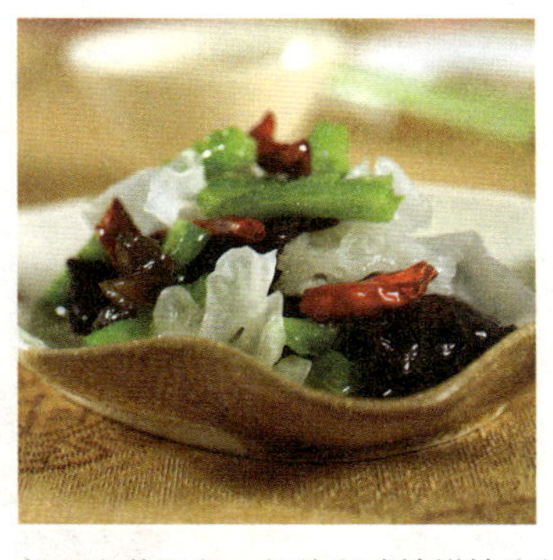

双耳炝苦瓜

材料 水发黑木耳、银耳各10克，苦瓜100克，葱花适量。

调料 花椒粉、干红辣椒段、盐、鸡精、植物油各适量。

做法

1. 银耳和黑木耳择洗干净，撕成小朵，入沸水中焯透，捞出；苦瓜洗净，去蒂、瓤，切条；取盘，放入黑木耳、银耳和苦瓜条，加盐和鸡精搅拌均匀。
2. 锅内倒植物油烧至七成热，放入葱花、花椒粉、干红辣椒段炒香，关火，淋在木耳、银耳和苦瓜条上拌匀即可。

降糖功效 苦瓜有“植物胰岛素”之称，所含的苦瓜皂苷，不仅有类似胰岛素的作用，而且还可刺激胰岛素释放，有非常明显的降血糖作用；黑木耳的木耳糖有降糖的效果；银耳的膳食纤维有益于餐后血糖的控制。

▶蒜香扁豆丝

材料 扁豆150克，葱花适量。

调料 花椒粉、蒜末、盐、鸡精、植物油各适量。

做法

1. 扁豆择洗干净，切丝。
2. 锅内倒植物油烧至七成热，放入葱花、花椒粉炒香，放入扁豆丝翻炒均匀，加适量清水烧至扁豆丝熟透，用盐、蒜末和鸡精调味即可。

降糖功效 扁豆可明显缓解糖尿病病人餐后高血糖状态，减少 24 小时内血糖波动，降低空腹血糖，减少胰岛素分泌，利于糖尿病病人的血糖控制。

▶摊莜麦蛋饼

材料 莜麦面100克，鸡蛋1个，韭菜50克。

调料 盐、植物油各适量。

做法

1. 鸡蛋磕入碗内，打散；韭菜择洗干净，切末。
2. 莜麦面倒入盆中，加鸡蛋液、盐、韭菜末和适量清水搅成面糊。
3. 煎锅置火上，倒入适量植物油，待油烧至五成热，舀入莜麦面糊摊成饼状，煎至两面金黄，盛出切块即可。

降糖功效 莜麦由于亚油酸含量高，且含有 8 种植物胆固醇，可有效控制血糖的升高。

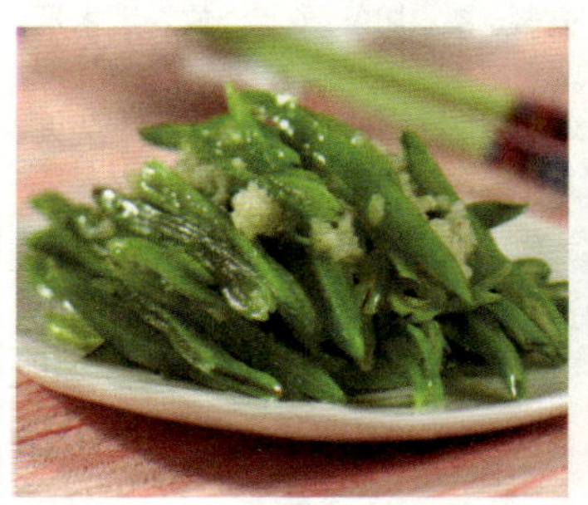

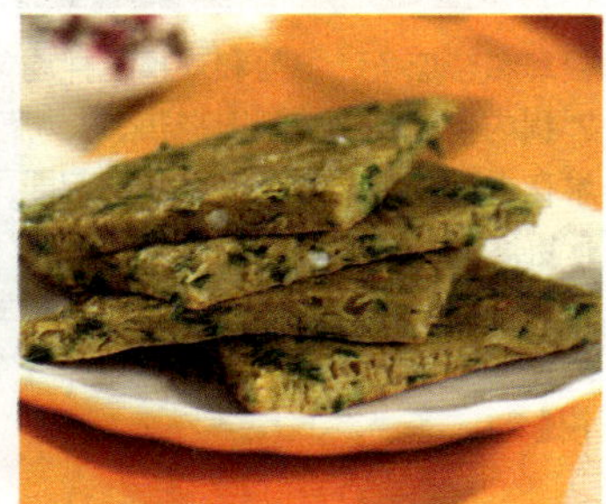

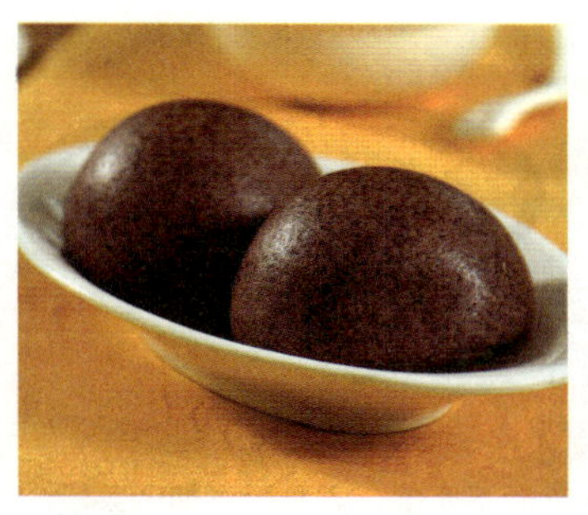

黑米面馒头

材料 面粉200克，黑米面250克，食用碱、酵母粉各适量。

做法

1. 酵母粉用35℃的温水溶化并调匀；面粉和黑米面倒入盆中，慢慢地加酵母水和适量清水搅拌均匀，揉成光滑的面团，饧发。
2. 用碱加水调成碱水，倒入面团中揉匀，将面团平均分成若干个小面团，揉成团，饧发 30 分钟，放入烧沸的蒸锅蒸 15 ~ 20 分钟即可。

降糖功效 黑米中含膳食纤维较多，常食可平衡血糖，有益于餐后血糖的控制。

素馅荞麦蒸饺

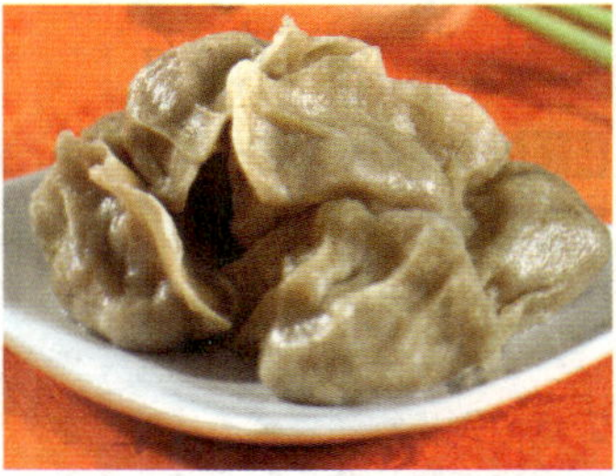

材料 荞麦面250克，韭菜100克，鸡蛋1个，干虾仁10克，姜末适量。

调料 盐、味精、植物油、香油各适量。

做法

1. 鸡蛋磕入碗内，打散，入锅用植物油煎成蛋饼，铲碎；韭菜择洗干净，切末；干虾仁用清水泡发，洗净，切末。
2. 将鸡蛋、虾仁、韭菜、姜末放入盆中，加盐、味精、香油拌匀，调成馅。
3. 荞麦面放入盆内，用温水和成软硬适中的面团，搓条，揪成剂子，擀成饺子皮，包入馅，收边捏紧，做成饺子生坯，放入烧沸的蒸锅用中火蒸 20 分钟即可。

降糖功效 荞麦含有“芦丁”，这种成分可降低人体血糖含量；虾仁属低糖碱性的食物；韭菜的膳食纤维有益于餐后血糖的控制。三者搭配食用，对糖尿病患者十分有益。

▶玉米面菠菜粥

材料 玉米面80克，面条50克，菠菜100克。

调料 盐适量。

做法

1. 菠菜择洗净，入沸水锅中焯透，捞出，沥干，切段。
2. 锅内加水烧沸，加入玉米面，再开锅后下面条，煮熟后再加菠菜段，用盐调味即可。

降糖功效 菠菜叶中含有一种类胰岛素样物质，其作用与胰岛素非常相似，能使血糖保持稳定；玉米面富含不饱和脂肪酸和膳食纤维等，能促进体内血糖的排出。二者搭配食用，可显著降低体内的血糖水平。

▶生菜紫菜汤

材料 生菜100克，干紫菜10克，葱段适量。

调料 花椒粉、盐、鸡精、植物油各适量。

做法

1. 生菜择洗干净，撕成小片；紫菜洗净，撕成小片。
2. 锅内倒植物油烧至七成热，放入葱段和花椒粉炒香，倒入适量沸水。
3. 水沸后将生菜片和紫菜片倒入锅内煮2分钟，用盐和鸡精调味即可。

降糖功效 生菜属于低糖食物；紫菜含有丰富的紫菜多糖，能显著降低空腹血糖。二者搭配食用，可保持体内血糖稳定。

▶水萝卜虾皮汤

材料 水萝卜100克，虾皮5克，葱花适量。

调料 盐、鸡精、香油、植物油各适量。

做法

1. 水萝卜洗净，切丝。

2. 锅内倒植物油烧至七成热，放入葱花炒香，加适量清水烧沸。
3. 放入萝卜丝和虾皮煮 5 分钟，用盐和鸡精调味，淋上香油即可。

降糖功效 虾皮属碱性低糖食物，而且虾皮中的虾青素能够辅助治疗高血糖；水萝卜含有丰富的维生素和膳食纤维，有益于餐后血糖控制。

银耳南瓜汤

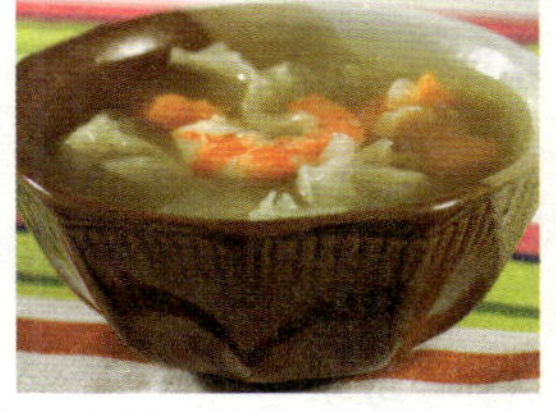

材料 去皮南瓜100克，干银耳、虾仁、葱花各适量。

调料 花椒粉、盐、鸡精、植物油各适量。

做法

1. 银耳用清水泡发，择洗干净，撕成小朵；南瓜去瓤，洗净，切块。
2. 锅内倒植物油烧至七成热，加葱花、花椒粉炒香，放入南瓜块、银耳和虾仁翻炒均匀。
3. 加适量清水煮至南瓜软烂，用盐和鸡精调味即可。

降糖功效 银耳中所含的膳食纤维，有益于餐后血糖的控制；南瓜含有大量的果胶，果胶在肠道内充分吸水后形成一种凝胶状物质，可延缓肠道对糖的吸收，降低餐后血糖。

鲜虾莴笋汤

材料 莴笋250克，鲜虾150克，葱花、姜丝各适量。

调料 盐、鸡精、植物油各适量。

做法

1. 鲜虾洗净，剪去虾须，剪开虾背，挑去沙线，洗净；莴笋去皮和老叶，洗净，切菱形块。
2. 锅置火上，倒入适量植物油，待油烧至七成热，加葱花、姜丝炒香，放入鲜虾和莴笋块翻炒均匀。
3. 加适量清水煮至虾肉和莴笋熟透，用盐和鸡精调味即可。

降糖功效 鲜虾属低糖食物；莴苣含有较丰富的烟酸，烟酸是胰岛素激活剂，经常食用此汤对防治糖尿病十分有益。

▶山药南瓜汤

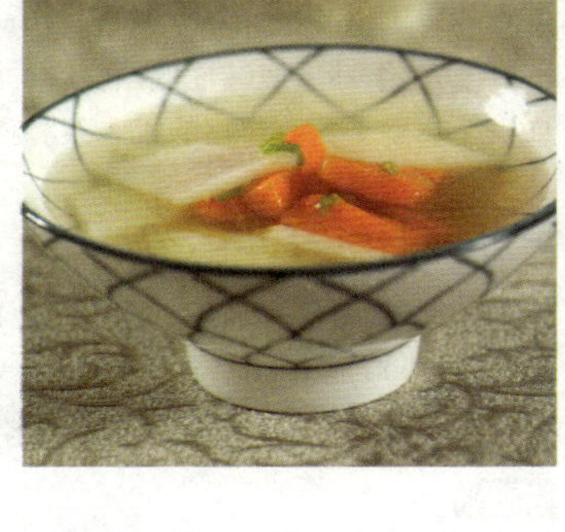

材料 南瓜250克，山药50克，葱花、姜丝各适量。

调料 盐、鸡精、植物油各适量。

做法

1. 南瓜去皮、瓤，洗净，切片；山药洗净，去皮，切片。
2. 锅内倒植物油烧至六成热，加葱花、姜丝炒香，放入南瓜片和山药片翻炒均匀。
3. 加适量清水煮至南瓜片和山药片熟透，用盐和鸡精调味即可。

降糖功效 南瓜含有大量的果胶，当南瓜与淀粉类食物同食时，会提高胃内容物的黏度，延缓胃的排空，果胶在肠道内充分吸水后形成一种凝胶状物质，可延缓肠道对糖的吸收，降低餐后血糖；山药能够抵抗肾上腺素和葡萄糖引起的血糖升高。

▶三彩菠菜

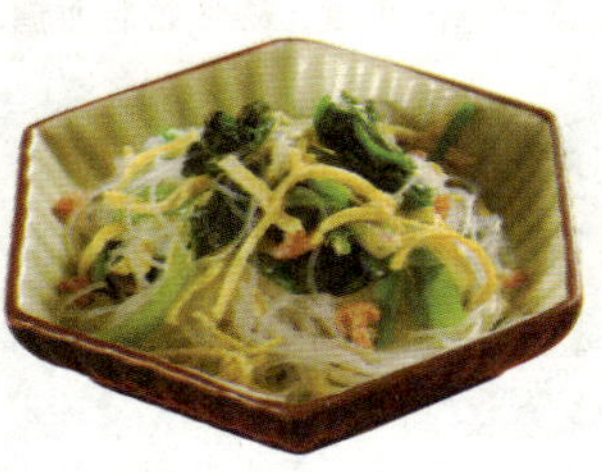

材料 菠菜300克，鸡蛋2个，水发粉丝100克，水发海米20克，蒜末适量。

调料 醋、味精、盐、香油、植物油各适量。

做法

1. 将鸡蛋打入碗中，加少许盐搅匀。
2. 炒锅内放入少许油烧热，把鸡蛋液倒入锅内，转动炒锅，让鸡蛋液在炒锅内摊开，煎成蛋皮，再切成丝。
3. 粉丝切成段，与海米放入大碗中备用；将菠菜择洗干净，切成段，在沸水中略焯，捞出马上用凉开水过凉，之后挤干水分，放入盛粉丝的碗里。
4. 将醋、盐、味精、香油、蒜末、蛋皮丝依次放入碗中，调拌均匀后装盘即可。

韭菜炒鸡蛋

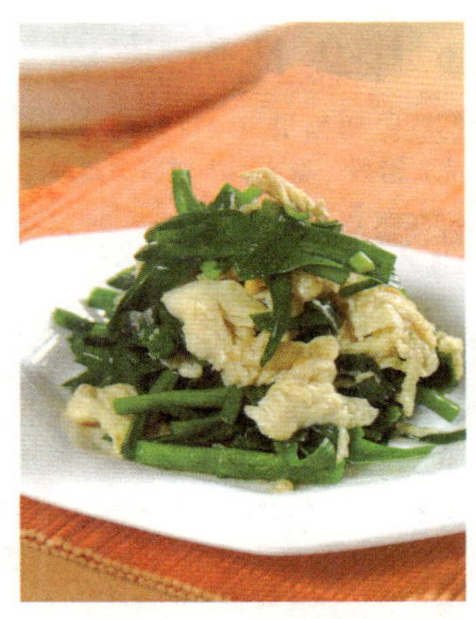

材料 韭菜300克，鸡蛋3个。

调料 盐、料酒、植物油各适量。

做法

1. 将韭菜择洗干净，沥干水分后切成3厘米长的段；鸡蛋打入碗内，加料酒、盐搅打均匀。
2. 炒锅置火上，倒植物油烧至五成热，倒入鸡蛋液炒成块盛出。
3. 锅内再放植物油烧热，倒入韭菜段煸炒，待韭菜段断生，迅速倒入炒好的鸡蛋翻炒几下即可。

降糖功效 鸡蛋含有卵磷脂，能使人体胆固醇和脂肪保持悬浮状态，利于血糖的控制；韭菜含有大量的膳食纤维，且有利于餐后血糖的控制。

山楂薏米燕麦粥

材料 山楂25克，薏米、红小豆各20克，燕麦片15克，粳米50克。

做法

1. 将薏米、红小豆分别洗净，用清水浸泡4小时。
2. 将泡好的薏米与红小豆一块放入锅里加适量水，大约煮30分钟至薏米与红小豆七八成熟。
3. 加入粳米、山楂，先用大火煮沸，然后用小火熬煮。
4. 待薏米、山楂、红小豆、粳米熟软，加入燕麦片，再煮15分钟即可。

降糖功效 山楂具有扩张血管、改善微循环、降低血压、促进胆固醇排泄而降低血糖的功效；薏米有健脾祛湿、降脂降压和减肥作用；红小豆清热利水、消肿降压；燕麦具有降胆固醇和降血脂的作用。本品适宜于高血压、高血脂、高血糖、动脉硬化等症。

首乌炖肝片

材料 鲜猪肝500克，何首乌50克，葱段、蒜末、姜丝各适量。

调料 盐、料酒各适量。

做法

1. 将何首乌洗净切片，放入砂锅内，加水500毫升，用小火熬成汤汁备用。
2. 将猪肝洗净，入沸水略焯后捞出，下入熬好的汤汁中，加入葱段、姜丝、蒜末、盐、料酒，小火炖20分钟即可。

降糖功效 首乌甘涩微温，有降低血糖的功效；猪肝除含有丰富的蛋白质之外，还含有丰富的维生素A、维生素B_2。二者搭配食用，在控制血糖的同时，还能增加营养。

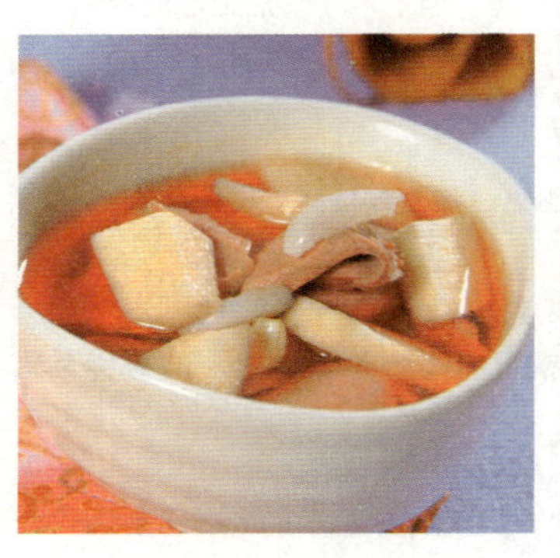

百合山药猪胰汤

材料 干百合20克，山药50克，猪胰脏150克。

调料 盐适量。

做法

1. 猪胰反复揉搓，洗净血污，切成片；山药洗净，去皮，切成块；百合洗净，用清水泡发透。
2. 砂锅洗净，放入切好的猪胰、山药、百合，加适量水，大火煮沸后，再转小火熬40分钟。
3. 将汤汁滗出，加少许盐调味后饮用，也可就菜料一起食用。

降糖功效 百合中含有秋水仙碱等多种生物碱，有益于血糖的控制；猪胰能增强胰脏功能，促进胰岛素分泌；山药含有薯蓣皂苷、多巴胺、盐酸山药苷、多种氨基酸等物质，能抵抗肾上腺素和葡萄糖引起的血糖升高。

冬瓜番茄汤

材料 冬瓜250克，番茄150克，葱花各适量。

调料 味精、盐各适量。

做法

1. 冬瓜洗净，去皮、瓤，切成方块；番茄洗净，切片备用。
2. 砂锅置火上，放入适量清水和冬瓜块煮沸，将熟时将切好的番茄片放入煮熟，加入味精、葱花、盐调味即可。

降糖功效 番茄中含有果酸、苹果酸，能有效降低体内血糖。与冬瓜搭配煮汤，可显著增加降糖效果。

玉米须汤

材料 玉米须15克，红小豆、生地黄各30克，葱花适量。

调料 盐适量。

做法

1. 将红小豆、玉米须、生地黄分别洗净。
2. 砂锅置火上，倒入适量水煮沸，加入玉米须、红小豆、生地黄大火煮沸再转小火煮至红小豆开花，加入葱花、盐调味即可。

降糖功效 玉米须能增加血中凝血酶和加速血液凝固等作用，能有效控制血糖平衡。

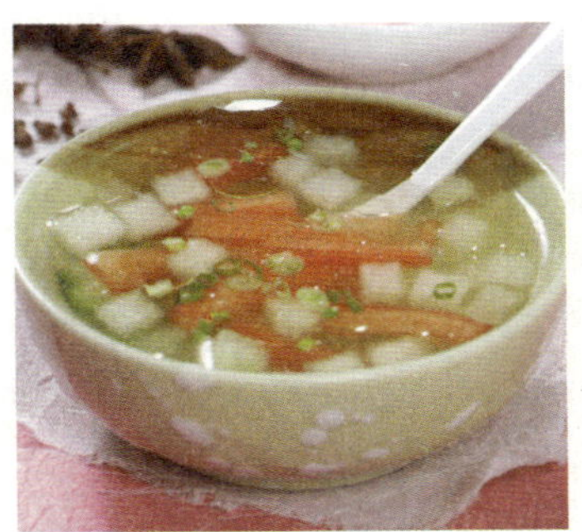

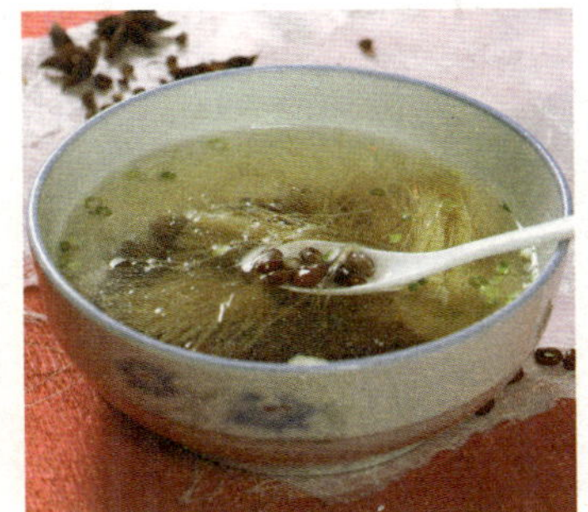

降血糖特效穴位按摩

massage.01

按揉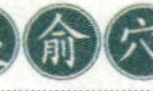胰俞穴

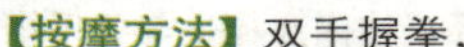

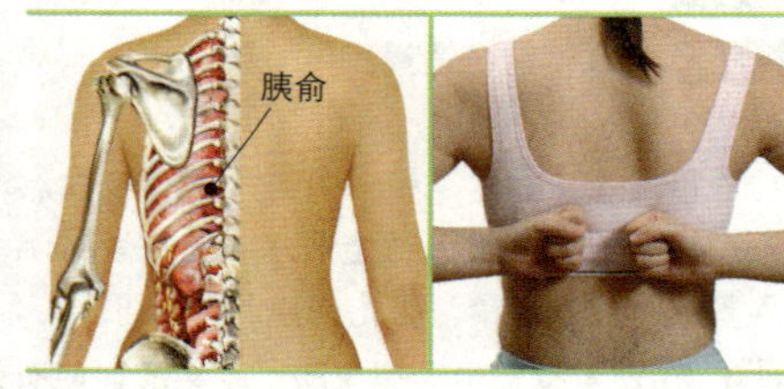

【位置】在背部，当第 8 胸椎棘突下，左右两横指宽处。

【按摩方法】双手握拳，用中指的掌指关节突起点于胰俞穴，顺时针按揉约 2 分钟，以局部酸胀感为度。

【功效】此穴具有增强胰腺功能的作用，经常按摩可促进胰腺分泌胰岛素，抑制血糖升高，对糖尿病和急、慢性胰腺炎有很好的缓解效果。

massage.02

按揉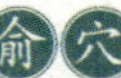脾俞穴

【位置】第 11 胸椎棘突下，左右 2 横指宽处。

【按摩方法】取坐位或立位，双手中指分别按于两侧脾俞穴（拇指附着在肋骨上），用力按揉 30 ～ 50 次；或握拳用食指掌指关节突按揉穴位；或握空拳揉擦穴位 30 ～ 50 次，擦至局部有热感为佳。

【功效】经常按揉可增强脾脏的功能，促进消化吸收，减少血中血糖的数值，糖尿病患者可经常进行按揉。

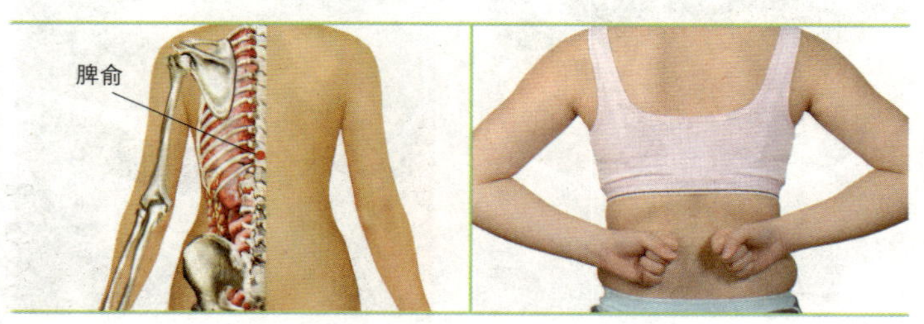

massage.03

点按足三里

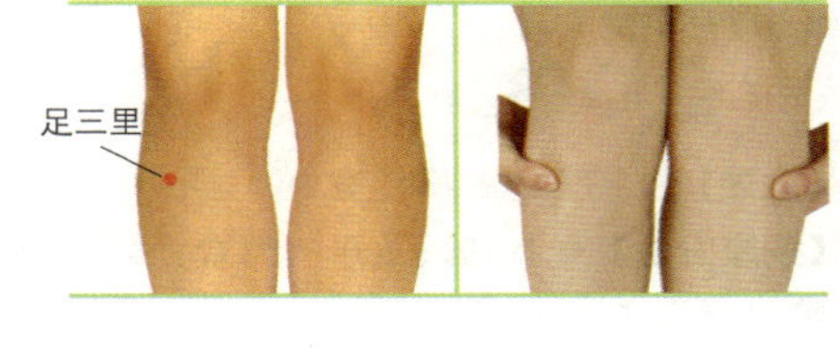

【位置】胫骨外侧，当膝眼下方约 4 横指宽处。

【按摩方法】取坐位，用双手的拇指尖分别按于两侧足三里穴，徐徐用力，持续 1 分钟。

【功效】此穴具有促进胃肠消化与吸收、促进糖原代谢、增强体质等作用，经常按摩可降低血糖的数值。

massage.04

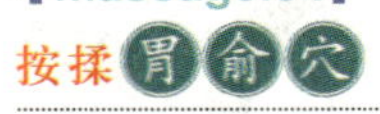

按揉胃俞穴

【位置】第 12 胸椎棘突下，左右两横指宽处。

【按摩方法】取坐位或立位，双手中指分别按于两侧胃俞穴，用力按揉 30 ～ 50 次；或握拳用食指掌指关节突按揉穴位；或握空拳揉擦穴位 30 ～ 50 次，擦至局部有热感效佳。

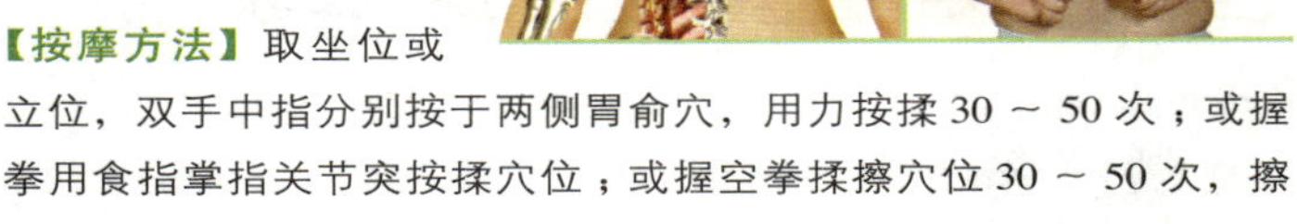

【功效】经常按摩此穴可增强胃的功能，促进食物的消化与排泄，对高血糖具有很好的控制作用。

massage.05

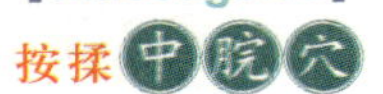

按揉中脘穴

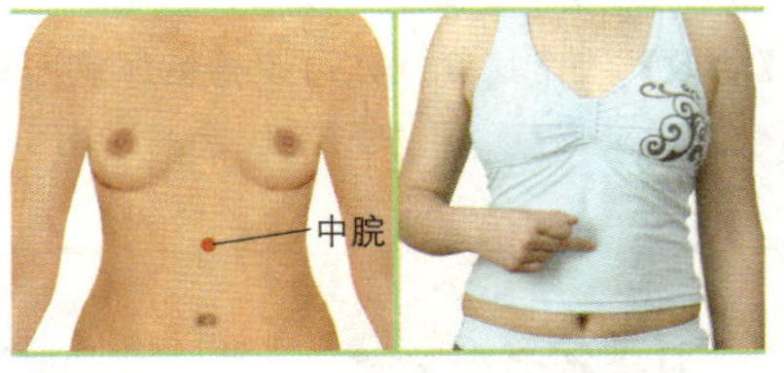

【位置】胸骨下端和肚脐连接线中点处。

【按摩方法】取坐位或仰卧位，用食指或中指向下按压中脘穴半分钟，然后顺时针方向按揉约 2 分钟，以局部有酸胀感为佳。

【功效】经常按摩此穴可促进三焦的气血交换，促进机体消耗能量，并帮助消耗体内多余的血糖，具有明显的降血糖作用。

massage.06

按揉气海穴

【位置】肚脐下约 2 横指宽处。

【按摩方法】中指指端放于气海穴，顺时针方向按揉 2 分钟，揉至发热时疗效佳。

【功效】经常按摩此穴可促进肠道蠕动，促进排便，从而有利于血糖的代谢。

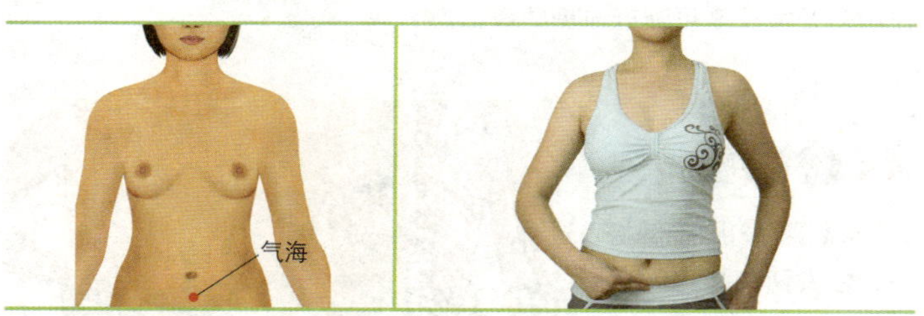

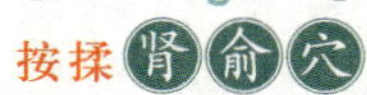

massage.07

按揉肾俞穴

【位置】腰部，第 2 腰椎下旁开 2 横指宽处，左右各一穴。

【按摩方法】取坐位或立位，双手中指按于两侧肾俞穴，用力按揉 30 ～ 50 次；或握空拳揉擦穴位 30 ～ 50 次，擦至局部有热感为佳。

【功效】经常按摩此穴可改善糖尿病所致的腰酸腿痛、腰肌劳损、腰椎间盘突出症、下肢肿胀、全身疲劳、月经不调等。

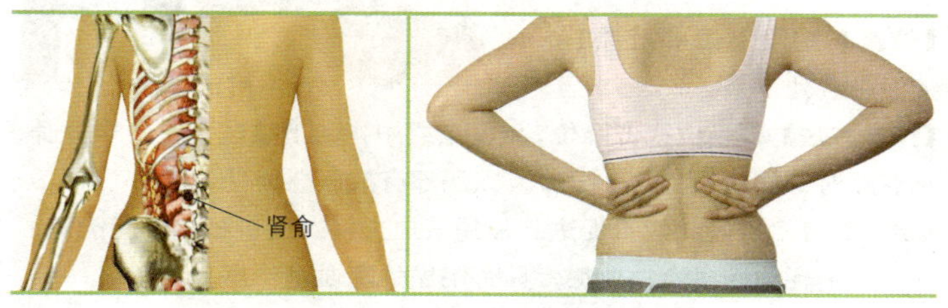

massage.08

按揉曲池穴

【位置】屈曲肘关节，在肘横纹的外侧头。

【按摩方法】按摩者左手托住被按摩者手臂，用右手拇指顺时针方向按揉曲池穴 2 分钟，然后逆时针方向按揉 2 分钟，左右手交替，以局部感到酸胀为佳。

【功效】此穴可显著增加血小板的数量，可增强白细胞的吞噬功能，对糖尿病所致的感染具有很好的防治效果。

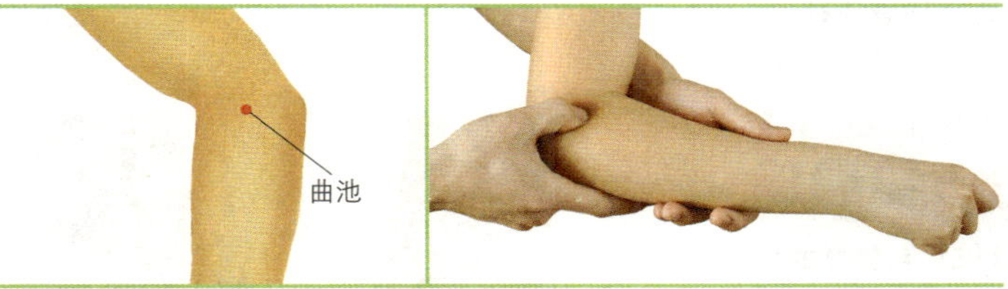

massage.09

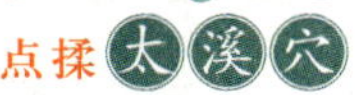

点揉太溪穴

【位置】内踝正后方凹陷中。

【按摩方法】按摩者用手握住被按摩者踝部，用拇指点压太溪穴约 1 分钟，然后顺时针方向按揉 1 分钟，逆时针方向按揉 1 分钟，以局部有酸胀感为佳。

【功效】按摩太溪穴在补肾阴的同时也能补肺阴，可改善糖尿病所致的并发症，如高血压、失眠、月经不调、遗精、阳痿、小便频数等。

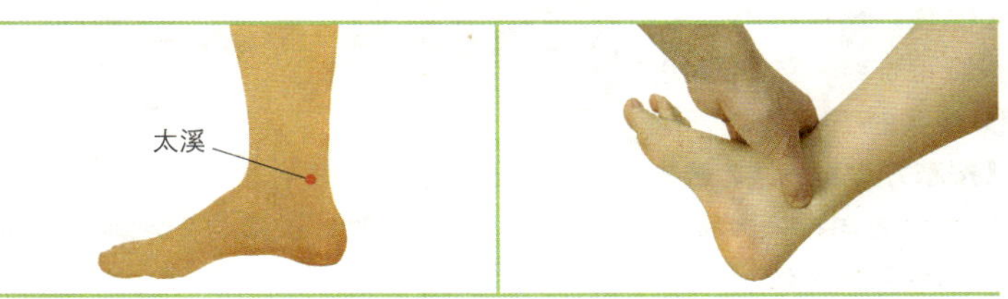

massage.10

按揉鱼际穴

鱼际

【位置】掌心向上，在大鱼际肌肉最丰厚处。

【按摩方法】用一手拇指按于另一手大鱼际穴，顺时针方向按揉2分钟，以酸胀感向上窜为最佳效果。

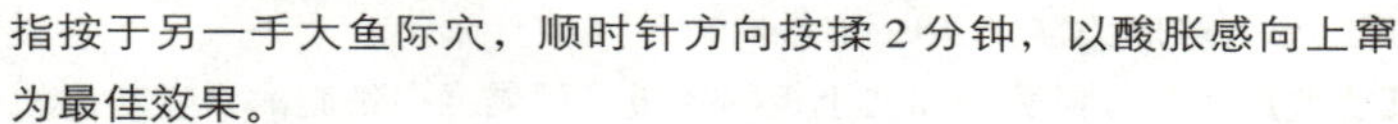

【功效】按摩鱼际穴可以滋阴降火，以降肺上的燥热，改善糖尿病所致的烦渴症状。

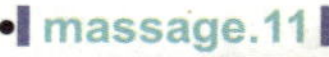

massage.11

按揉太冲穴

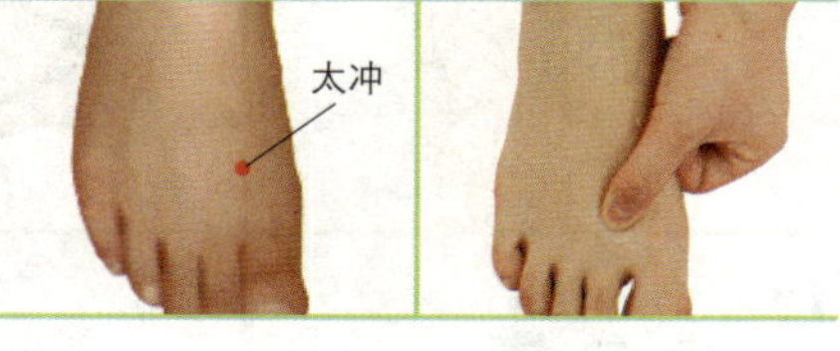

【位置】脚背面，第1、2脚趾根部结合处后方的凹陷处。

【按摩方法】取坐位，用大拇指或食指点按太冲穴半分钟，再顺时针方向按揉2分钟，以局部感到酸胀为佳。

【功效】当出现低血糖时，可按揉肝经上的太冲穴，可改善心跳快、心慌、头胀痛、头晕等症。

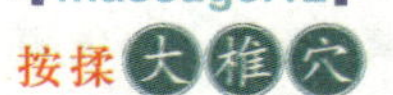

massage.12

按揉大椎穴

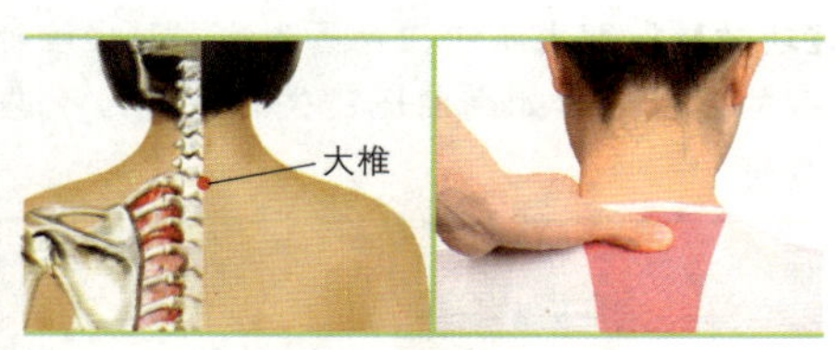

【位置】颈椎根部，第7颈椎下缘，鼓起最明显骨头的下缘。

【按摩方法】被按摩者取坐位、低头，按摩者站于其身后，用大拇指顺时针方向按揉大椎穴约2分钟，然后逆时针按揉约2分钟，以局部感到酸胀为佳。

【功效】大椎为督脉要穴，具统摄诸阳、调节人体阴阳气血的作用，因此经常按摩可调整阴阳气血平衡，达到平衡血糖的作用。

massage.13

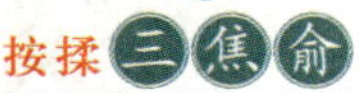

按揉三焦俞

【位置】腰部，第 1 腰椎棘突下旁开 2 横指宽处，左右各一穴。

【按摩方法】被按摩者俯卧，按摩者用两手大拇指顺时针方向按揉三焦俞约 2 分钟，然后逆时针方向按揉约 2 分钟，以局部有酸胀感为佳。

【功效】经常按摩此穴可调节全身水液代谢，对改善糖尿病并发肾脏疾病所致的全身水肿、尿频、尿急、尿潴留、腰痛等症有很好的效果。

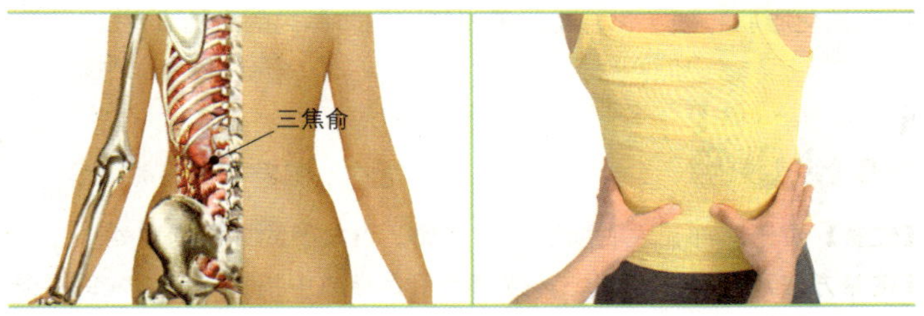

massage.14

按揉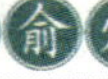膈俞穴

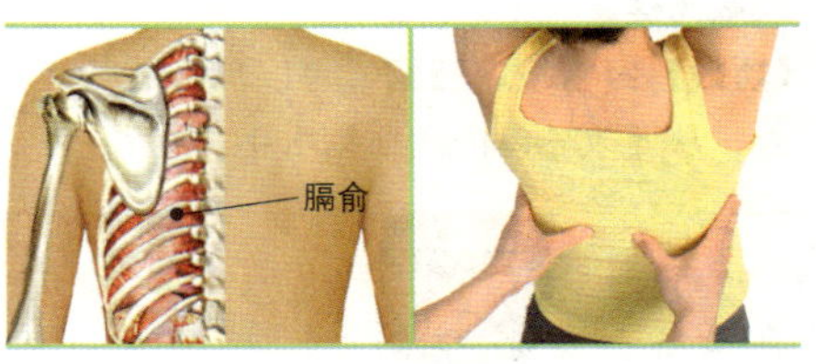

【位置】在背部，第 7 胸椎棘突下旁开 2 横指，平肩胛下角。

【按摩方法】被按摩者俯卧位，按摩者用两手拇指顺时针方向按揉双侧膈俞穴约 2 分钟，然后逆时针方向按揉约 2 分钟，以局部按压有酸胀感为宜。

【功效】膈俞为膀胱经的要穴，具有理气宽胸，活血通脉的作用，经常按摩可调节人体的水液代谢，对改善糖尿病所致的烦渴症状十分有效。

massage.15

点揉胆俞穴

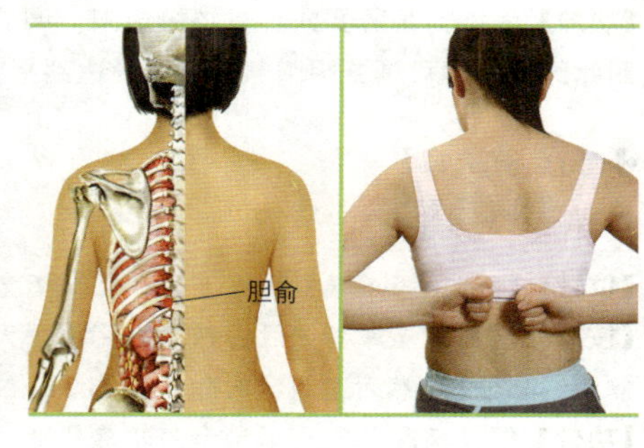

【位置】肩胛骨内侧，第10胸椎下旁开2横指。

【按摩方法】取坐位或立位，两手握拳，用4指掌指关节突起部点揉胆俞穴约2分钟，以局部有酸胀感为佳。

【功效】经常按摩胆俞穴可增强胆腑的功能，由于胆腑释放胆汁，有助于消化脂肪和碳水化合物，因此能够调节体内的血糖水平。

massage.16

按揉巨阙穴

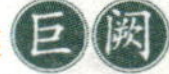

【位置】位于腹部，左右肋弓相交之处，再向下约2横指宽处。

【按摩方法】被按摩者仰卧，按摩者用食指或中指按压巨阙穴约半分钟，然后顺时针方向按摩约2分钟，以局部感到酸胀并向整个腹部放散为佳。

【功效】经常按摩巨阙，可以加强胰脏功能，增强其分泌胰岛素的能力，从而改善体内的血糖水平。

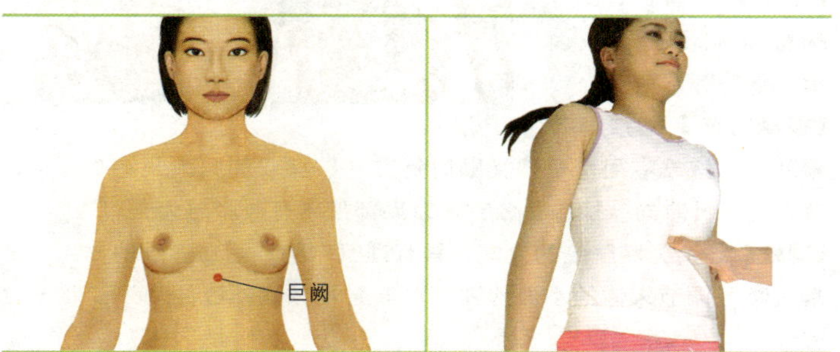

massage.17

点按太渊穴

【位置】腕横纹上，桡动脉搏动处。

【按摩方法】按摩者用左手托住被按摩者前臂，用右手拇指或食指点按被按摩者太渊穴约 2 分钟，感觉酸胀为止，左右手交替进行。

【功效】此穴是手太阴肺经的原穴，具有补益肺气、通调血脉的作用，经常按摩可改善糖尿病所导致的下肢瘀阻、烦渴、失眠等症。

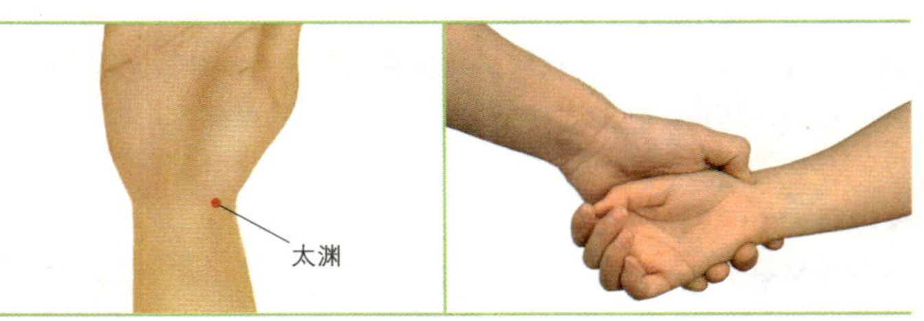

massage.18

掐揉尺泽穴

【位置】微屈曲肘关节，当肘横纹上，肱二头肌外侧缘凹陷处。

【按摩方法】取坐位，手臂半屈，用对侧拇指指尖掐按尺泽穴 1 分钟，再顺时针方向揉按 2 分钟，以局部有酸胀感为度。

【功效】尺泽为肺经合穴，具有清泄肺热的作用，经常按摩此穴对燥热偏盛所致的糖尿病十分有效。

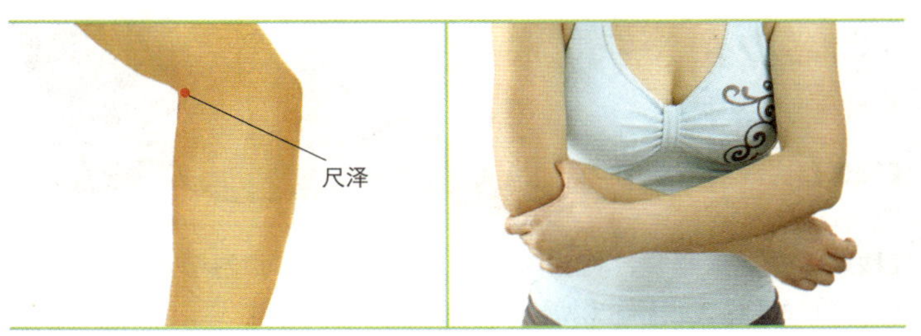

massage.19

按揉地机穴

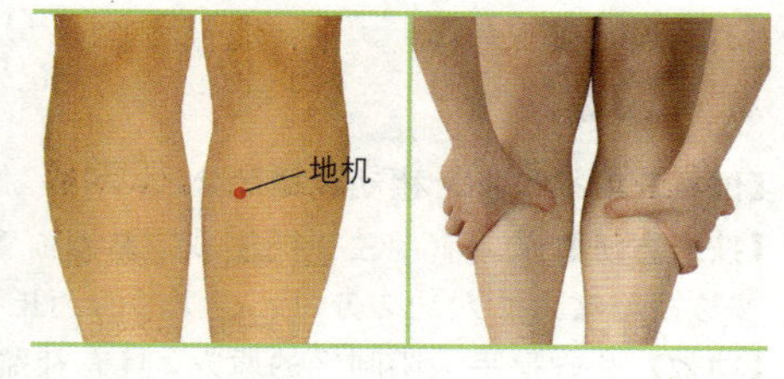

【位置】在小腿内侧，当内踝尖与阴陵泉的连线上，阴陵泉下 3 寸。

【按摩方法】将双手拇指指端分别按于同侧地机穴上，由轻到重，每穴按揉 2 分钟，然后用力按住穴位不动，持续半分钟。

【功效】经常按摩可改善糖尿病并发肾病所致的水肿、小便不利等症，并有止痛的作用，还能改善糖尿病病足所致的疼痛。

massage.20

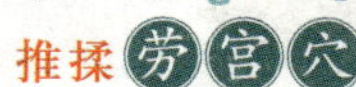

推揉劳宫穴

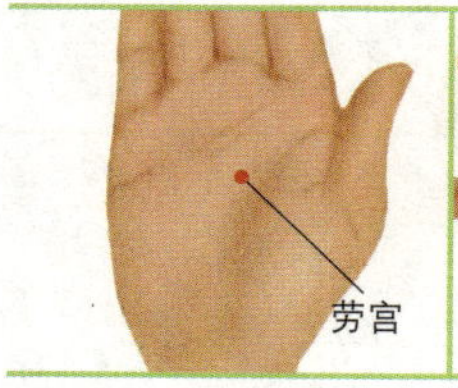

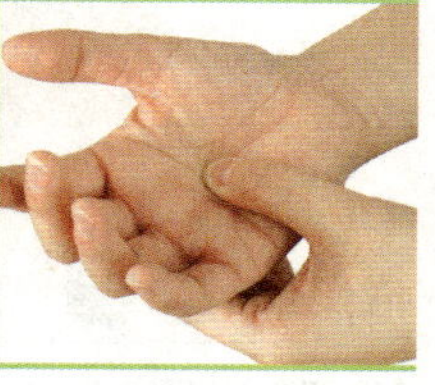

【位置】手握拳时，中指指尖下即是。

【按摩方法】用一手拇指按于劳宫穴，前后、左右方向各推揉劳宫穴 2 分钟，左右手交替，以局部有酸胀感为佳。

【功效】经常按摩可促进手部血液循环，调节新陈代谢，增强手部关节肌肉的灵活性和弹性，防止糖尿病并发神经病变，同时还能改善因低血糖所致的昏迷、头痛等症。

massage.21

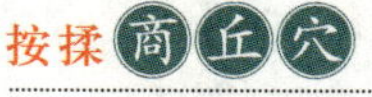

按揉商丘穴

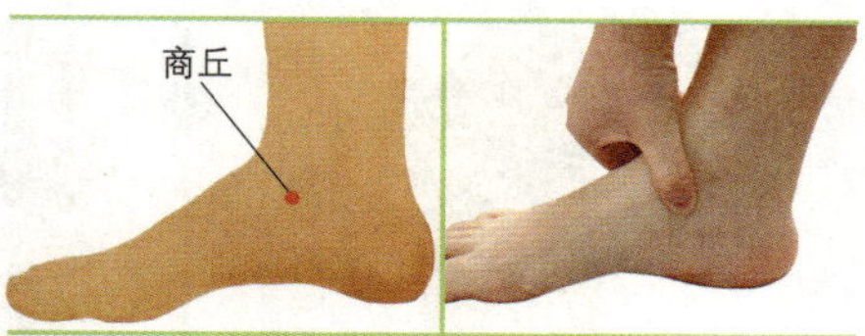

【位置】内踝前下缘凹陷中。

【按摩方法】取坐位，拇指按于商丘穴（其余四指附于足背），顺时针方向按揉约 2 分钟，以局部有酸胀感为度。

【功效】商丘穴对应足底反射区中的下身淋巴反射区，经常按摩可消除各种炎症，对糖尿病所致的感染十分有效。

massage.22

点揉阳池穴

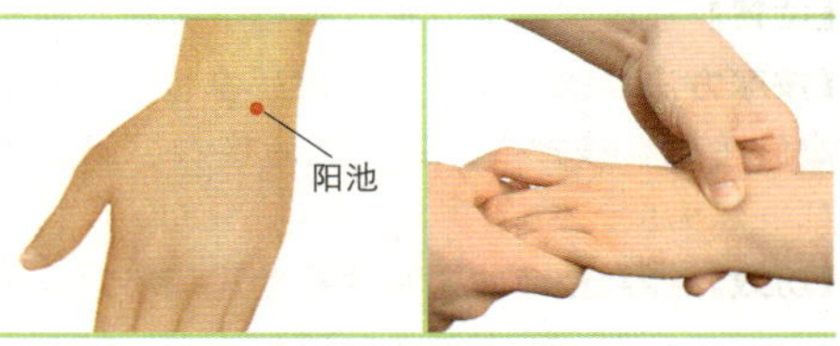

【位置】腕背横纹上，背伸腕关节时手背紧张的肌腱外侧缘。

【按摩方法】按摩者一手托住被按摩者手，用另一手食指点按阳池穴半分钟，随即按顺时针方向按揉约 1 分钟，然后逆时针方向按揉约 1 分钟，以局部感到酸胀为佳。

【功效】经常按摩此穴可改善糖尿病所致的肢体麻木和关节活动受限等症。

massage.23

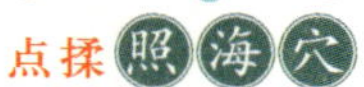

【位置】踝关节内侧骨头突起的下缘凹陷中。

【按摩方法】按摩者用手握住被按摩者踝部，用拇指点压照海穴约 1 分钟，然后顺时针方向揉 1 分钟，逆时针方向揉 1 分钟，以局部有酸胀感为佳。

【功效】经常按摩此穴可改善糖尿病所致的下肢神经病变、咽喉干燥、失眠、嗜卧、惊恐不宁、月经不调、阴痒、小便频数等症。

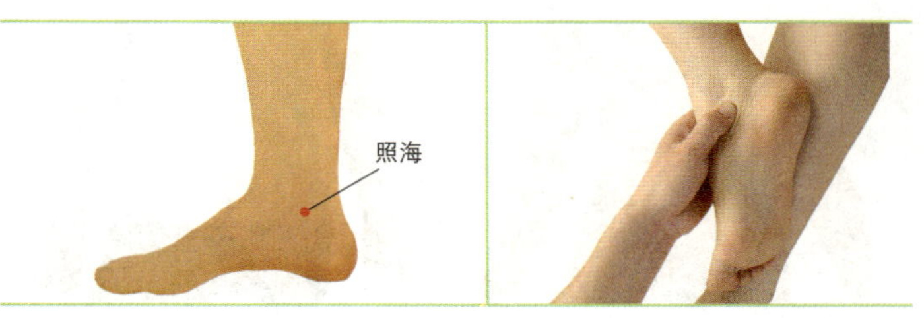

massage.24

按揉肺俞穴

【位置】 肩胛骨内侧，第 3 胸椎下旁开 2 横指。

【按摩方法】 取坐位，先用左手掌根搭于右侧肩井穴，中指指尖按定右肺俞穴，按揉 2 分钟，然后换右手照上法按揉左肺俞穴，揉至局部发热为度。

【功效】 经常按摩此穴可改善糖尿病所致的多饮、烦渴症状。

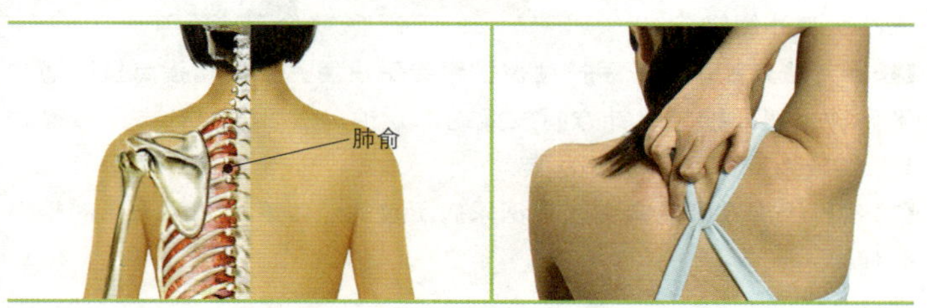

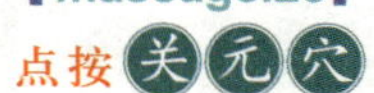
massage.25

点按关元穴

【位置】 从肚脐到耻骨上方画一线，将此线 5 等分，从肚脐往下 3/5 处取穴。

【按摩方法】 被按摩者仰卧，按摩者站于一旁，用拇指点按关元穴 1 分钟，以局部有酸胀感为宜。

【功效】 经常按摩此穴可改善糖尿病所致的性欲减弱、低血压、四肢不温、神经衰弱、失眠症、遗尿、尿频、月经不调、遗精、阳痿等症状。

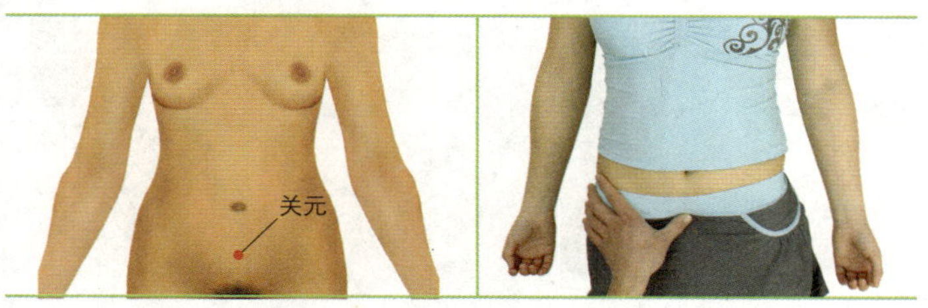

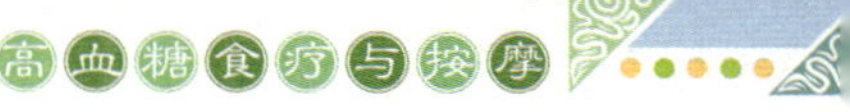

massage.26

按揉三阴交

【位置】小腿内侧，内踝尖直上 4 横指，胫骨后缘处。

【按摩方法】被按摩者仰卧，按摩者用拇指顺时针按揉三阴交 2 分钟，然后逆时针按揉 2 分钟。

【功效】经常按摩可改善糖尿病所致的失眠、心悸、心慌、高血压、月经不调、性欲淡漠、遗精等症状。

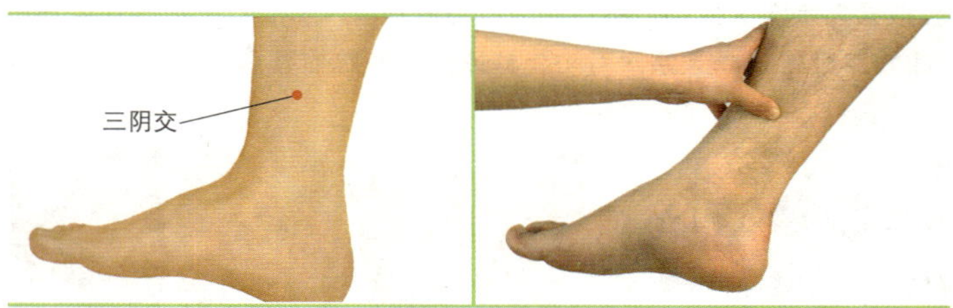

massage.27

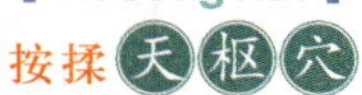

按揉天枢穴

【位置】肚脐两侧约 3 横指宽处。

【按摩方法】被按摩者仰卧，按摩者用拇指或中指按压天枢穴约半分钟，然后顺时针方向按摩约 2 分钟，以局部感到酸胀为佳。

【功效】天枢属足阳明胃经，具有调理胃肠、消炎止泻、通利大便的作用，经常按摩可促进肠胃蠕动，促进排便，从而帮助人体排出体内多余的废物，这对稳定血糖具有重要意义。

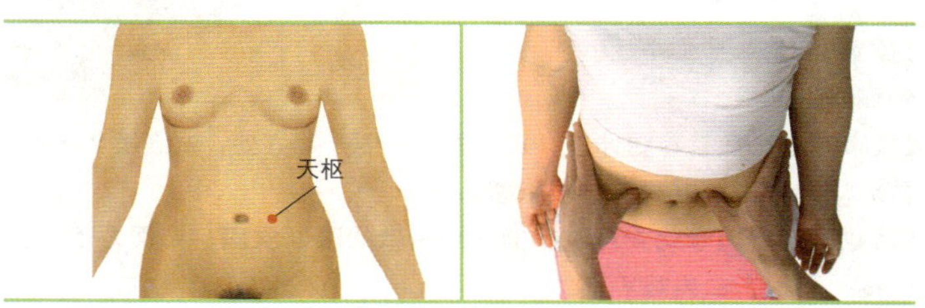

massage.28

按揉天宗穴

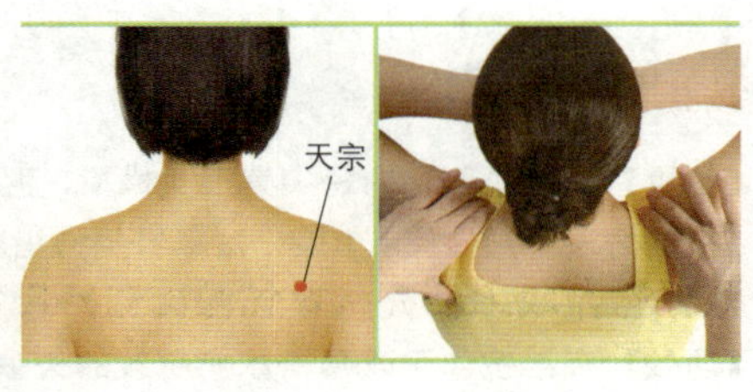

【位置】两手食指、中指、无名指、小指搭在被按摩者肩膀上，拇指自然向下，拇指指端所指部位。

【按摩方法】被按摩者坐位或俯卧，按摩者两手拇指先顺时针方向轻轻按揉天宗穴 1 分钟，然后逆时针方向按揉 1 分钟。

【功效】经常按摩天宗穴可防止糖尿病并发脑血管意外。

massage.29

按揉丰隆穴

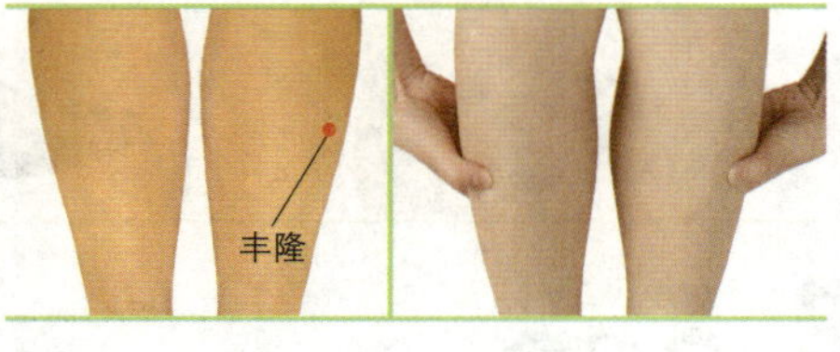

【位置】在小腿前外侧，当外踝尖上 8 寸，距胫骨前缘 2 横指。

【按摩方法】取坐位，用双手拇指指腹按揉两侧丰隆穴 2 分钟，以酸胀感为度。

【功效】本穴为胃经的重要穴位，经常按摩可促进脂质和糖分代谢，对糖尿病具有良好的治疗效果。

massage.30

掐揉光明穴

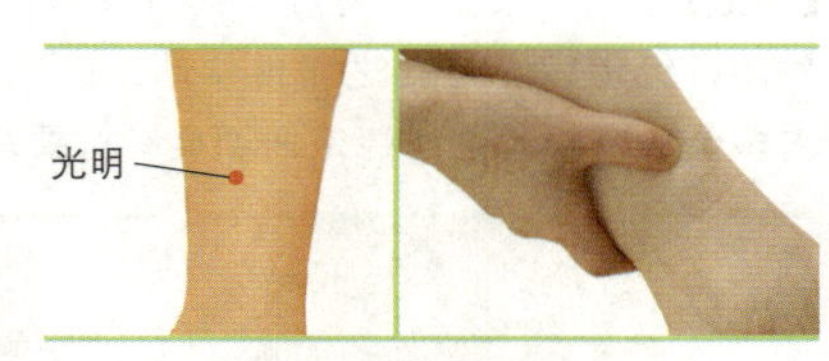

【位置】外踝上 5 寸，小腿外侧腓骨前缘。

【按摩方法】仰靠将腿伸直，分别置于两侧光明穴处，先掐揉 2 分钟，再点按半分钟，以局部有酸胀感为度。

【功效】经常按摩此穴可改善糖尿病所致的眼部疾病，如视力下降、模糊、弱视、白内障等症。

massage.31

按揉心俞穴

【位置】肩胛骨内侧，第 5 胸椎下旁开 2 横指宽处。

【按摩方法】取坐位，用中指指腹按于心俞穴，顺时针方向按揉 2 分钟，左右手交替，以局部产生酸胀感为佳。

【功效】经常按摩此穴可改善糖尿病所致的心慌、心悸气短、失眠、健忘、盗汗等症。

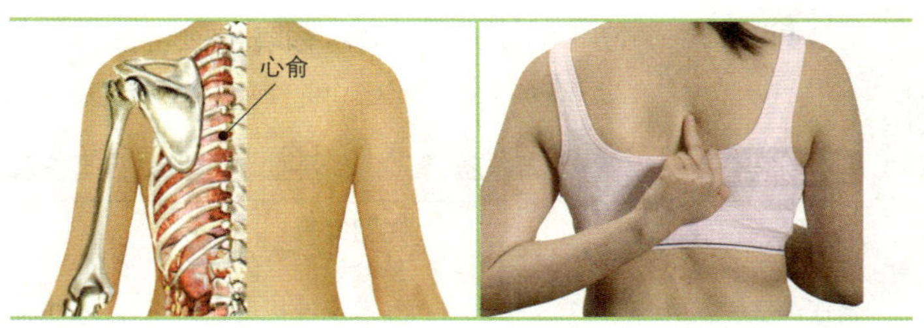

massage.32

按揉中极穴

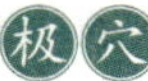

【位置】把肚脐和耻骨联合连线 5 等分，耻骨联合上 1 等分处。

【按摩方法】被按摩者仰卧，按摩者用拇指或中指按压中极穴约 1 分钟，然后顺时针方向按揉 1 分钟，再逆时针按揉 1 分钟，以局部有酸胀感为宜。

【功效】经常按摩此穴可改善糖尿病并发肾病所致的尿潴留。

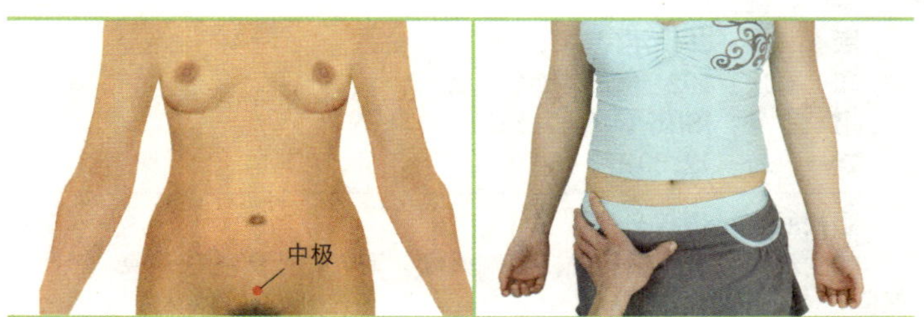

图书在版编目(CIP)数据

一用就灵 高血压、高血脂、高血糖对症食疗与按摩/孙呈祥编著.—太原：山西科学技术出版社，2015.5（2025.2重印）

(国医养生堂)

ISBN 978-7-5377-5074-5

Ⅰ.①一… Ⅱ.①孙… Ⅲ.①高血压－食物疗法②高血脂病－食物疗法③高血糖病－食物疗法④高血压－按摩疗法（中医）⑤高血脂病－按摩疗法（中医）⑥高血糖病－按摩疗法（中医）Ⅳ.①R24

中国版本图书馆CIP数据核字（2015）第071125号

国医养生堂 **一用就灵 高血压、高血脂、高血糖对症食疗与按摩**

出 版 人：	阎文凯	**文图编辑：**	冷寒风
编 著：	孙呈祥	**装帧设计：**	阮剑锋
责任编辑：	薄九深	**美术编辑：**	吴金周

出版发行： 山西出版传媒集团 · 山西科学技术出版社

地址：太原市建设南路21号 邮编：030012

编辑部电话： 0351-4922072

发行电话： 0351-4922121

经 销： 各地新华书店

印 刷： 文畅阁印刷有限公司

开 本： 889毫米×1194毫米 1/32

印 张： 3

字 数： 80千字

版 次： 2015年5月第1版

印 次： 2025年2月第2次印刷

书 号： ISBN 978-7-5377-5074-5

定 价： 12.00元